流传很久的
民间实用小偏方

| 主 编 柴瑞震 |

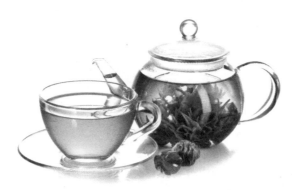

江西科学技术出版社

图书在版编目（CIP）数据

流传很久的民间实用小偏方 / 柴瑞震主编. -- 南昌:
江西科学技术出版社, 2014.4（2020.8重印）

ISBN 978-7-5390-4987-8

Ⅰ.①流… Ⅱ.①柴… Ⅲ.①土方—汇编 Ⅳ.
①R289.2

中国版本图书馆CIP数据核字(2014)第045092号
国际互联网（Internet）地址：
http://www.jxkjcbs.com
选题序号：KX2014016
图书代码：D14015-102

流传很久的民间实用小偏方

柴瑞震　主编

LIUCHUAN HENJIU DE MINJIAN SHIYONG XIAOPIANFANG

出　版	江西科学技术出版社
社　址	南昌市蓼洲街2号附1号
	邮编：330009　电话：（0791）86623491　86639342（传真）
印　刷	永清县晔盛亚胶印有限公司
项目统筹	陈小华
责任印务	夏至寰
设　计	松雪图文 SONGXUE TUWEN　王进
经　销	各地新华书店
开　本	787mm×1092mm　1/16
字　数	260千字
印　张	16
版　次	2014年4月第1版　2020年8月第2次印刷
书　号	ISBN 978-7-5390-4987-8
定　价	49.00元

赣版权登字号：-03-2014-40

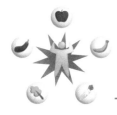

目录 CONTENTS

Part 1
治疗常见内科、外科疾病的小偏方

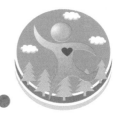

Part 2

治疗常见五官科、骨科疾病的小偏方

Part 3

治疗常见皮肤病的小偏方

Part 4

治疗常见妇科病的小偏方

Part 5

治疗常见男科疾病的小偏方

Part 6

治疗常见小儿疾病的小偏方

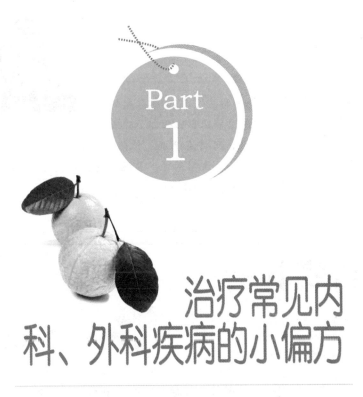

Part 1

治疗常见内科、外科疾病的小偏方

中国医药学是一个伟大的宝库，应当努力发掘加以提高，除了无数的经典著作，在我国民间还流传着非常丰富、简单而又疗效神奇的治疗疑难杂症的偏方、秘方、验方。这些偏方基本是经验的积累，被大多数人验证，因其确有疗效而一直流传至今。另一种则为家族内部流传，成为独家秘方，代代相传。偏方治大病的说法有一定道理，而且偏方也能解决生活中感冒、咳嗽、便秘、腹泻等一些小毛病。在这里，内科、外科常见问题都可用简单方便的小偏方来解决。

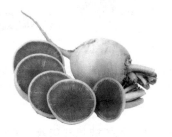

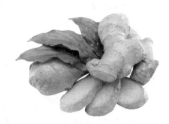

病例① 感冒

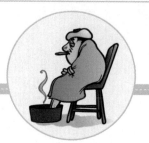

　　感冒，中医称"伤风"，是一种由多种病毒引起的呼吸道常见病。普通感冒起病较急，早期多有咽部干痒或灼热感、流涕、喷嚏、鼻塞等症状，可伴有咽痛、低热、头痛等，一般经5~7天可自愈。中医将感冒分为风寒型感冒、风热型感冒、暑湿型感冒和流行性感冒等四种类型。任何人均可发病，以老人和小儿多见。

米醋白萝卜
【来源】经验方　偏方1

【材料】白萝卜250克，米醋30克。

【调料】花椒1克，盐2克，香油1克。

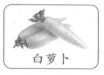
白萝卜

米醋

【用法】将白萝卜洗净，切成很小的薄片，然后放花椒、盐少许，加米醋浸4小时即可。食用时淋香油，当菜下饭，每日1次。

【功效】民间有"冬吃萝卜夏吃姜，一年四季保安康"的说法。萝卜可以顺气消食，止咳化痰；醋也一直被人们用于室内消毒杀菌。此菜具有辛凉解表、消食解毒的功效，适用于流行性感冒。

杭菊糖茶
【来源】民间验方　偏方2

【材料】杭菊花30克，白糖适量。

杭菊花

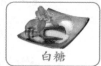
白糖

【用法】用透明的玻璃杯，放入杭菊花，根据个人口味加入适量白糖，倒入沸水冲泡2~3分钟，可看到茶水渐渐酿成微黄色。每次喝时，不要一次喝完，要留下三分之一杯的茶水，再加上新水再喝，直至冲泡至茶味淡为止。

【功效】杭菊自古以来即为药用植物，具有清热明目、疏风散热的功效。此茶具有通肺气、止咳逆、清三焦郁火的功效。适用于风热感冒初起、头痛发热患者。

葱白粥

偏方3

【来源】民间验方

材料 粳米50克，葱白50克。

调料 白糖适量。

粳米

葱白

用法 将葱白择去外皮，冲洗干净，切细。粳米淘洗干净，用冷水浸泡半小时，捞出，沥干水分。然后向锅中加入约1000毫升冷水，将粳米放入，先用武火烧沸，加入葱白、白糖，再改用小火熬煮成粥，即可食用，每日1次。

功效 葱白粥具有解表散寒、和胃补中的功效，适用于风寒感冒。

葱白红糖水

偏方4

【来源】民间验方

材料 生姜10克，红糖20克，葱白适量。

生姜

红糖

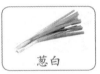
葱白

用法 洗净的葱白切成长段，生姜先切片再切成细丝。将葱白、生姜一起放入锅中，加水煮沸，加入红糖搅匀。趁热一次服下，盖被取微汗。一日1次，连服3日。

功效 生姜、葱白都是辛温食物，能发汗解表，理肺通气，除风湿寒邪。但此方只适用于风寒感冒，症见恶寒发热、头痛身痛、无汗者。对于风热感冒则会助长热势，使病情向坏的方向发展。

菠萝蜂蜜汁

偏方5

【来源】民间验方

材料 菠萝100克，蜂蜜适量。

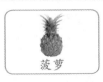
菠萝

蜂蜜

用法 将菠萝去皮后切块，洗净，放于盐水中浸泡大约20分钟；取出菠萝块改切成小丁，用榨汁机将菠萝丁榨成汁，可加适量水。倒出菠萝汁，可依据个人口味添加适量蜂蜜即可食用。一日2次，连服3日。

功效 菠萝中含有的菠萝蛋白酶不但可以帮助感冒患者缓解喉咙痛和咳嗽的症状，还可以有效分解食物中的蛋白质，增强机体的免疫力。适合风热感冒患者。

病例 2 支气管炎

支气管炎分为急性支气管炎和慢性支气管炎，这里主要介绍慢性支气管炎。慢性支气管炎在清晨、夜间痰较多，呈白色黏液或浆液泡沫状，偶有血丝，急性发作合并细菌感染时痰量增多且呈黄稠脓性痰。初咳嗽有力，晨起咳多，白天少，睡前常有阵咳，合并肺气肿咳嗽多无力。见于喘息型，支气管痉挛伴有哮鸣音者，以老年人多见。

冬虫夏草猪肺汤

【来源】民间验方

偏方1

材料 猪肺250克，冬虫夏草15克。

调料 生姜3片，大葱2根，植物油、食盐和味精各少许。

猪肺

冬虫夏草

用法 猪肺洗净，切块，汆烫后捞出，沥干。将猪肺、冬虫夏草、生姜、大葱入砂锅中，加适量清水，武火煮沸，改文火续煮2小时，煮至猪肺熟烂，加入油、食盐、味精调味即可。吃猪肺喝汤，每天1剂，分3顿食用。

功效 冬虫夏草有扩张支气管、平喘、祛痰的作用；猪肺有补虚、止咳之功效。《本草图经》记载：猪肺，补肺。此品可止咳补肺，适用于肺肾阴虚、支气管哮喘者。

猪肺白萝卜粥

【来源】民间验方

偏方2

材料 猪肺200克，大米、白萝卜片各100克。

调料 姜丝、葱花、胡椒粉、盐、鸡粉各适量。

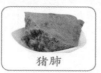

猪肺

大米

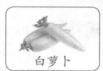

白萝卜

用法 猪肺洗净，切块，汆烫后捞出。将大米洗净，熬成粥。倒入姜丝、猪肺、萝卜片搅匀。小火煮20分钟至食材熟透，加入盐、鸡粉、胡椒粉调味，撒葱花即成。

功效 猪肺有补虚、止咳之功效。《本草图经》记载：猪肺，补肺。白萝卜润肺、止咳化痰。此品有助于止咳补肺，适用于肺肾阴虚者、支气管哮喘者。

百合莲藕枇杷羹 ···········【来源】民间验方

偏方3

材料 鲜百合、鲜莲藕、枇杷各30克。

调料 淀粉、白糖各适量。

鲜百合　　　鲜莲藕　　　枇杷

用法 鲜莲藕洗净，去皮后切片。鲜百合去皮和蒂，洗净。枇杷洗净去皮、核。将藕片与鲜百合、枇杷肉入锅，加适量清水，武火煮开，文火续煮至食材熟透，放入适量淀粉，加入白糖调味。

功效 鲜百合能补中润肺、镇静止咳；枇杷肉可润燥清肺、止咳降逆；莲藕则有补心生血、健脾养胃之功。此品可清火润肺、止咳化痰，适用于支气管炎咳嗽、有痰者。

大蒜炒肉片 ···········【来源】民间验方

偏方4

材料 大蒜20克，瘦猪肉200克。

调料 盐、酱油、植物油各适量。

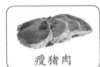
大蒜　　　瘦猪肉

用法 大蒜去皮、洗净，切开。猪肉洗净切片，加调味料腌渍10分钟至入味。锅置于武火上，油锅烧热后放入猪肉片煸炒，至猪肉转色后下蒜瓣，翻炒片刻，至食材熟透，放入调料炒匀即成。佐餐食用，每天1次，每次100克。

功效 蒜瓣有杀菌作用，可预防感冒，减轻发烧、咳嗽、喉痛及鼻塞等感冒症状；瘦猪肉具有滋阴、润燥的作用。大蒜炒肉片可适用于支气管炎咳嗽，小儿食用量可酌减。

杏仁猪肺汤 ···········【来源】民间验方

偏方5

材料 油菜50克，杏仁20克，猪肺750克。

调料 盐适量，黑枣5颗。

杏仁　　　猪肺　　　油菜

用法 油菜、杏仁、黑枣均洗净；猪肺洗净，切块，氽烫后捞出。用油起锅，将猪肺爆炒5分钟左右。加适量水煮沸，加入油菜、杏仁、黑枣，大火煲开后，改小火煲3小时，加盐调味即可。

功效 猪肺均益气补肺、止咳化痰，本方适用于慢性支气管炎。

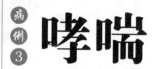

病例 3 哮喘

　　哮喘的发病因素主要包括遗传因素和环境因素两个方面，发作前或有鼻痒、咽痒、打喷嚏、流涕、咳嗽、胸闷等先兆症状。发作时病人突感胸闷窒息、咳嗽、呼吸急促困难或呼气延长，伴有喘鸣。为减轻气喘，病人被迫坐下，双手前撑，张口抬肩，烦躁汗出，甚则面青肢冷。发作可持续数分钟、几小时或更长。哮喘常见于有过敏体质的人。

大葱红糖水

【来源】民间验方 偏方1

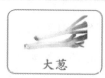
大葱

红糖

材料 大葱20克，红糖10克。

用法 洗净的大葱捣碎。锅中注入适量清水，用武火烧开，放入捣碎的大葱略煮2分钟然后倒出，用纱布过滤去大葱渣，加入红糖调和。早晚1次，每次100毫升。

功效 大葱可发热散寒，所含大蒜素，具有明显的抵御细菌、病毒的作用。《本草纲目》记载，红糖性味温，有化瘀生津、散寒活血、暖胃健脾、缓解疼痛的功效。此品利肺通阳、发汗解表，对寒性哮喘有一定防治作用。

五味子鸡蛋

【来源】民间验方 偏方2

五味子

红皮鸡蛋

材料 五味子250克，红皮鸡蛋10个。

用法 五味子洗净，浸泡30分钟。鸡蛋煮熟后捞出，把鸡蛋壳打碎出现小裂纹即可。然后在锅中加适量冷水，加入五味子和煮熟的鸡蛋，武火煮开，文火煮30分钟后关火，一个小时后取出鸡蛋食用。每日早晨吃1个鸡蛋。

功效 中药五味子被《神农本草经》列为上品，具有敛肺止咳、补肾宁心、益气生津之功，此方有补气养阴的功效，用于肺肾两虚之虚咳、气喘。

黑芝麻姜糖

【来源】民间验方

偏方3

材料 熟黑芝麻250克，生姜汁125克。

调料 蜂蜜125克，冰糖125克。

 熟黑芝麻

 生姜汁

用法 先将蜂蜜、冰糖加热至冰糖溶化，然后晾凉。加入生姜汁、熟黑芝麻搅拌均匀后，关火待其稍微放凉，放入瓶中封闭备用。每日早、晚各服1汤匙。

功效 黑芝麻、蜂蜜、冰糖都具有滋肺阴、润肺燥的作用；生姜汁具有化痰的作用。此品多用于老年性哮喘患者。

核麻蜜

【来源】民间验方

偏方4

材料 核桃仁250克，熟黑芝麻100克，蜂蜜100克。

 核桃仁

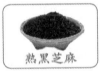 熟黑芝麻

 蜂蜜

用法 核桃仁、黑芝麻捣碎。取100克蜂蜜放入锅中，加入400毫升清水，在炉火上煮沸，然后趁热倒入核桃仁和熟芝麻，搅拌均匀，放在笼屉上蒸20分钟。每天早饭前、晚睡前吃2匙，7天为一个疗程，重者可连续服用。

功效 此方中核桃仁、黑芝麻、蜂蜜都是营养保健类食品，故此方属治疗型与营养型药方，主治咳嗽、哮喘及肺病，副作用小，可长期调理食用。

菊花桔梗雪梨汤

【来源】民间验方

偏方5

材料 菊花5朵，桔梗5克，雪梨1个。

调料 冰糖5克。

 菊花

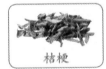 桔梗

 雪梨

用法 菊花、桔梗分别用清水冲洗干净，放入锅中，注入1200毫升清水以大火煮开，转小火继续煮10分钟，去渣留汁备用。加入冰糖，搅拌均匀，直至冰糖全部溶化，盛出待凉。雪梨洗净削皮，梨肉切丁，加入已凉的菊花水中即可。

功效 本方开宣肺气、清热止咳，适用于哮喘。

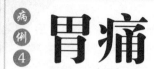

胃痛

病例 4

胃痛是临床上常见的一个症状。导致胃痛的因素，包括工作过度紧张、食无定时、吃饱后马上工作或做运动、饮酒过多、吃辣过度、经常进食难消化的食物等，因此，改变不良生活习惯，改善饮食结构都可以有效减少胃痛发生的几率。

八角胡椒牛肉汤

偏方1

【来源】四季养生

材料 牛肉600克，八角12克，胡椒粒15克。

调料 油、盐、味精各适量。

牛肉

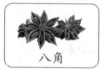
八角

胡椒粒

用法 牛肉切除筋膜，洗净，切片。锅中加适量清水烧开，然后放入牛肉片、八角、胡椒粒等材料，用武火煮沸，掠去浮沫，改文火煲3小时左右，加入盐、味精等调味即可。作佐膳，随量食用。一周2~3次。

功效 胡椒，为温中止痛之药，能增进食欲。八角可增强胡椒温中之力，而牛肉补脾肾、益气血。常饮此汤，可滋养脾胃、温阳散寒、理气止痛。

砂仁黄芪猪肚汤

偏方2

【来源】民间验方

材料 砂仁6克，黄芪10克，猪肚1个。

调料 姜片、盐、生粉各适量。

砂仁

黄芪

猪肚

用法 猪肚洗净，去杂质，用生粉洗净后加清水冲净。将黄芪、砂仁洗净放入猪肚内，用线缝合。将猪肚和姜片放入炖盅内，加入冷开水，盖上盖子，隔水炖3小时，调入盐调味即可。

功效 本方补气健脾、益胃生津。适用于胃痛、脾胃虚寒、食积不消、呕吐泄泻、妊娠恶阻、胎动不安者。

鲜芦根粥
【来源】民间验方

偏方3

材料 新鲜芦根100克，青皮5克，粳米100克。

调料 生姜2片。

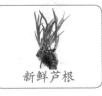
新鲜芦根

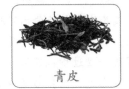
青皮

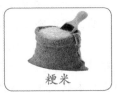
粳米

用法 将鲜芦根洗净，切成1厘米长的细段，青皮洗净。然后将鲜芦根和青皮一同放入锅内，加适量清水浸泡30分钟。然后将锅置于火上，用武火煮至沸腾，后改为文火继续煎煮20分钟左右，捞出鲜芦根和青皮等药渣，加入洗净的粳米，煮至粳米开花，粥汤黏稠，然后放入生姜片，煮约10分钟左右即可。一日分2次温服。

功效 芦根清热养阴，青皮行气止疼，生姜和胃止呕，粳米养胃益脾。以上诸药配伍得当，共达泄热和胃、养阴止痛之功效。

桂皮山楂糖水
【来源】民间验方

偏方4

材料 桂皮6克，山楂肉10克，红糖适量。

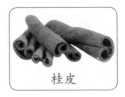
桂皮

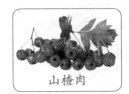
山楂肉

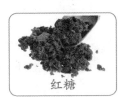
红糖

用法 将桂皮洗净后切成2厘米见方的块；山楂洗净，用刀削去头尾，剥开去核。将桂皮与山楂一起放入锅内，加入适量清水，先用武火煮沸，转用文火续煮30分钟左右，然后关火，滤去药渣留取药汁。食用时依据个人口味加入适量红糖，搅拌均匀即成。每日1剂，分3次温服。

功效 桂皮有温养脾胃的作用，山楂肉可健脾消食，行气导滞。故此方可补元阳、暖脾胃、除积冷，用于因饮食寒凉、黏滑太过所致的胃痛。

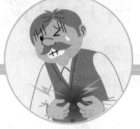

病例⑤ 慢性胃炎

　　慢性胃炎主要表现为中上腹疼痛，多为隐痛，常为饭后痛，因进冷食、硬食、辛辣或其他刺激性食物引起症状或使症状加重。现代科学认为，幽门螺旋杆菌感染、经常进食刺激性食物或药物引起胃黏膜损伤、高盐饮食、胃酸分泌过少以及胆汁反流等，都是引起慢性胃炎的因素。本病发生于各年龄段，十分常见，男性多于女性，而且随年龄增长发病率逐渐增高。

红枣益脾糕 ———————————————— 【来源】民间验方

偏方1

材料 干姜1克，红枣30克，鸡内金10克，面粉500克，白糖300克，发面适量(用酵母发面)。

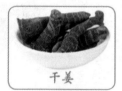
干姜

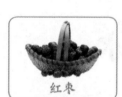
红枣

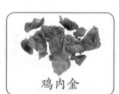
鸡内金

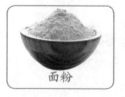
面粉

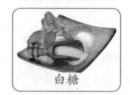
白糖

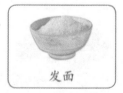
发面

用法 将干姜、红枣、鸡内金分别洗净，红枣对半掰开，去核。然后将干姜、红枣、鸡内金一起放入锅内，武火煮沸，然后转用文火煮20分钟后，滤去渣留取汁待用。面粉、白糖、发面放入盆内，加入药汁，兑加清水适量，揉成面团。待面团发酵后，做成糕坯。将糕坯上笼用武火蒸15~20分钟即成。作早餐食用，每次100克。

功效 红枣益脾糕富含维生素C、蛋白质、钙、铁、维生素等营养成分，既能补脾和胃、益气生津，还有保护肝脏、增加肌力、养颜防衰的功效。此方可健脾益胃，消食导滞，适宜于脾胃气虚、食欲不振、食后胀满或腹痛、消化不良、泄泻者食用。

生姜橘皮水

【来源】民间验方　偏方2

生姜

橘子皮

材料 生姜、橘子皮各20克。

用法 生姜去皮，洗净切片，与橘子皮一起放入锅中，加适量水，煮20~30分钟后，取汁饮用。每日2或3次分服。

功效 中医认为，橘子皮具有理气化痰、健胃除湿、降低血压等功效；生姜味辛、性温，能开胃止呕、化痰止咳、发汗解表。二者合用，对慢性胃炎患者有一定食疗作用。

生姜红枣汤

【来源】民间验方　偏方3

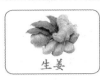
生姜

红枣

材料 生姜120克，红枣500克。

用法 将生姜洗净切片，同红枣一起煮熟。每日吃3次，每次吃红枣10余枚，姜1~2片，吃时用原汤炖热，饭前饭后吃均可。数次后煮枣汤渐甜，每次服此汤更好。

功效 此品能刺激胃肠黏膜，使胃肠道充血，消化能力增强，能有效地治疗吃寒凉食物过多而引起的腹胀、腹痛、腹泻、呕吐等症状。

胡椒猪肚

【来源】民间验方　偏方4

白胡椒

猪肚

材料 白胡椒15克，猪肚1个。

用法 将白胡椒略打碎，放入洗净的猪肚内，并在猪肚内装入少量水，然后用线扎紧，放入砂锅内文火炖至烂熟，调味后食用。每2天服1次，连服5次。

功效 此品具有补虚益气、健脾益胃的功效，可治寒痰食积、脘腹冷痛、反胃、呕吐清水、泄泻、冷痢等症。

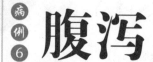

病例 6 腹泻

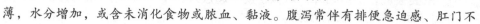

腹泻是一种最常见的消化系统的症状，俗称"拉肚子"，是指排便次数明显超过平日习惯的频率，粪质稀薄，水分增加，或含未消化食物或脓血、黏液。腹泻常伴有排便急迫感、肛门不适、失禁等症状。对于腹泻而言，病因治疗和对症治疗都很重要，在未明确病因之前，要慎重使用止痛药及止泻药，以免掩盖症状造成误诊，延误病情。

马齿苋粥 【来源】民间验方 偏方1

材料 马齿苋20克，粳米30克。

调料 白糖或者食盐适量。

马齿苋　　　粳米

用法 新鲜马齿苋洗净晾干，然后切成段备用；粳米洗净。将粳米倒入锅中，加入适量清水，先用武火煮沸，然后改用文火熬30分钟左右，加入马齿苋，待粥再次煮沸时即可食用。可根据个人爱好，酌加食盐，或白糖调味。随意食用。

功效 马齿苋具有清热解毒、治痢疗疮的功效；粳米具有养脾胃的功效，两者组成此粥，具有健脾胃、清热解毒的功效。此粥适用于肠炎腹泻、痢疾等病。

荔枝粥 【来源】民间验方 偏方2

材料 干荔枝5枚，粳米或糯米50克。

调料 白糖适量。

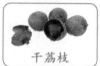
干荔枝　　　粳米

用法 将干荔枝去壳取肉，用冷水漂洗干净；粳米洗净，一起放入锅内，加清水适量，用武火烧沸后，转用文火煮至米烂成粥即可。食用时可加适量白糖。5天为1疗程，每日1次。

功效 荔枝具有健脾益气、养肝补血、理气止痛、养心安神之功效，《玉楸药解》言其"暖补脾精，温滋肝血"。煮粥服食，可健脾养肝、养心补血，对脾肾阳虚型久泻、心脾两虚、失眠多梦、食欲不振、心悸怔忡者疗效甚佳。

莲子生姜粥 ·········· 【来源】民间验方

偏方3

材料 莲子50克，生姜30克，粳米100克。

调料 红糖30克。

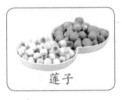
莲子

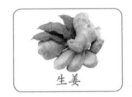
生姜

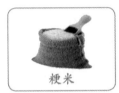
粳米

用法 莲子洗净，去心，泡发；粳米洗净，浸泡半小时；生姜洗净去皮，切成片。将莲子、粳米下入锅中，加入适量清水，先煮半小时，再放入姜片、红糖，再煮10分钟即可食用。

功效 莲子具有止泻固精的功效；生姜能祛冷散寒，还有解毒杀菌的作用。此品能有效地治疗吃寒凉食物过多而引起的腹胀、腹痛、腹泻、呕吐等症。

山药鸡内金鳝鱼生姜汤·········· 【来源】民间验方

偏方4

材料 鳝鱼12.5克，鸡内金5克，山药10克，生姜片。

调料 白酒适量。

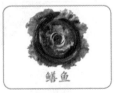
鳝鱼

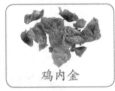
鸡内金

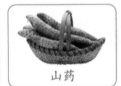
山药

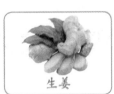
生姜

用法 将鳝鱼活杀，去内脏后洗净切段，用开水洗去鱼腥。鸡内金、山药洗净。起油锅，用姜爆黄鳝肉，加白酒少许，加清水适量，倒入锅内，加鸡内金、山药，先用武火煮沸，再用文火煮1小时，调味，饮汤。

功效 鳝鱼有清热解毒、凉血止痛、祛风消肿、润肠止血、健脾等功效；鸡内金可消食健胃，助消化，涩精止遗；山药健脾益胃；生姜能祛冷散寒。四者合用适用于伤食型腹泻。

病例 7 消化不良

消化不良又称为功能性消化不良，是指具有上腹痛、上腹胀、早饱、嗳气、食欲不振、恶心、呕吐等不适症状，经检查排除引起上述症状的器质性疾病的一组临床综合征。消化不良主要是对症治疗，遵循综合治疗和个体化治疗的原则。应建立良好的生活习惯，避免烟、酒及服用非甾体抗炎药，还要减轻精神压力，适当体育锻炼，合理饮食结构等。

蛋黄油
偏方1
【来源】民间验方

材料 鸡蛋（最好选择红皮鸡蛋）20个。

鸡蛋

用法 煮熟的鸡蛋留取蛋黄，放入平底锅内压碎，以中火干煎，煎取蛋黄油。然后将蛋黄油倒进瓷碗中，等冷却后，用纱布过滤留下黑色蛋黄油，放在干燥的阴凉处或冰箱里保存。每天5～10毫升，分2次服，4～5天为1疗程。

功效 《长沙药解》中说："鸡子黄补脾精而益胃液，止泄利而断呕吐。"此方善补脾胃，能生清降浊，恢复消化功能，多用于脾胃虚弱所致消化不良。

鸡内金汤
偏方2
【来源】民间验方

材料 鸡内金100克，米汤适量。

鸡内金

米汤

用法 将鸡内金洗净晒干，研成细粉末过筛，然后放入锅中炒焦备用。每次用3克，用米汤冲服，每天2次。

功效 《滇南本草》中谓鸡内金："宽中健脾，消食磨胃"。鸡内金为传统中药之一，具有消食健胃、助消化，涩精止遗等功效。它可以促进胃液分泌，提高胃酸度及消化力，增强胃运动功能，胃排空加快，对治疗消化不良、食积等症效果明显。

佛手姜汤
【来源】民间验方

材料 佛手10克，生姜片6克。

调料 白糖适量。

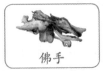
佛手

生姜

用法 佛手洗净，切块。先将生姜、佛手放入砂锅中，加适量清水煎煮，去渣后加入白糖即可。代茶频饮。

功效 佛手具有理气化痰、止呕消胀、舒肝健脾、和胃等多种药用功效；生姜能祛冷散寒，还有解毒杀菌的作用。二者合用，能理气宽胸、和胃止呕。适用于肝胃不和所致的胸脘堵闷、呕逆时作、纳食不香等症。

三鲜消滞饮
【来源】民间验方

材料 鲜山楂丝20克，鲜萝卜丝30克，鲜青橘皮丝6克。

调料 冰糖适量。

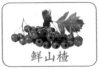
鲜山楂

鲜萝卜

鲜青橘皮

用法 将鲜山楂、鲜萝卜、鲜青橘皮放入锅中加水适量，用武火烧开，改文火煨半小时，弃渣取汁，加入冰糖至溶化即成。每次饮用20~30毫升，每日3次，连饮3日为1个疗程。

功效 鲜山楂可健脾开胃、消食化滞；白萝卜可下气、消食、解毒生津；橘皮可理气调中，燥湿化痰。三者与冰糖合用，适用于积滞伤脾型疳积症。

鸡内金核桃燕麦粥
【来源】民间验方

材料 核桃10个，鸡内金10克，燕麦100克。

调料 海金沙15克，白糖适量。

核桃

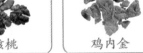
鸡内金

燕麦

用法 核桃去壳留仁，捣碎；海金沙用布包扎好；鸡内金研粉。砂锅置火上，加600毫升水，大火煮开，加入海金沙，用小火煮20分钟后，去除海金沙，加入燕麦煮至米粒开花，再加入鸡内金粉、核桃煮至粥稠，加入适量白糖即可。每日早、晚空腹温热服食。

功效 三者合用，健脾消食效果好，可缓解腹胀、腹痛、腹泻等消化不良症状。

病例 8 便秘

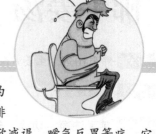

便秘可分为急性便秘和慢性便秘两类，主要表现为大便次数减少，间隔时间延长，或正常，但粪质干燥，排出困难；或粪质不干，排出不畅，可伴腹胀、腹痛、食欲减退、嗳气反胃等症。它不是一种具体的疾病，而是多种疾病的症状之一。中医认为，便秘的病因为燥热内结，或气滞不行，或气虚传送无力，或血虚肠道干涩，以及阴寒凝结等。而西医认为，引起便秘的原因包括疾病、药物、精神以及饮食因素等等。

菠菜粳米粥

偏方1

【来源】民间验方

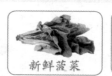
新鲜菠菜

粳米

材料 新鲜菠菜200克，粳米30克。

用法 菠菜、粳米分别洗净。先煮粳米粥，将熟，入菠菜，见沸即熟，然后喝粥。

功效 菠菜含有大量的植物粗纤维，具有促进肠道蠕动的作用，利于排便，且能促进胰腺分泌，帮助消化。对痔疮、慢性胰腺炎、便秘、肛裂等病症有治疗作用。《本草纲目》认为，食用菠菜可以"通血脉，开胸膈，下气调中，止渴润燥"。该偏方和中通便，适用于体弱、久病大便涩滞不通。

香蕉蜂蜜汁

偏方2

【来源】民间验方

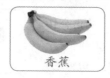
香蕉

蜂蜜

材料 香蕉2根，蜂蜜2~3匙。

用法 将香蕉去皮，果肉切成小块，放进榨汁机内，加入适量蜂蜜，盖上盖子，选择"榨汁"功能，榨取果汁。一天一份，分3次喝完即可，不可空腹食用。

功效 香蕉味甘性寒，可清热润肠；蜂蜜对胃肠功能有调节作用，可使胃酸分泌正常。此方可有助于促进肠胃蠕动、滋养润燥、清热润肠，对治疗结肠炎、习惯性便秘有良好功效，且无任何副作用。

金银花蜜饮 .... 【来源】民间验方 偏方3

材料 蜜糖30克，金银花15克。

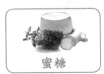
蜜糖

金银花

用法 先将金银花煎水，去渣放凉，分次加入蜜糖溶化后饮用。煎时不要太浓，一般煎成两碗银花汁，瓶贮分冲，冲蜜糖服用。

功效 金银花具有清热解毒的功效；蜂蜜可调补脾胃、缓急止痛、润肺止咳、润肠通便、润肤生肌、解毒。本方清热通便，适用于热结所致的便秘。

猪油蜂蜜 .... 【来源】民间验方 偏方4

材料 猪油、蜂蜜各100克。

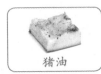
猪油

蜂蜜

用法 猪油、蜂蜜分别用文火煎煮至沸，待凉，油蜜混合均匀即可。每次服5~10毫升，每日2次。

功效 猪油有补虚、润燥、解毒的作用；蜂蜜可调补脾胃、缓急止痛、润肺止咳、润肠通便、润肤生肌、解毒。此方适用于阴血不足之便秘。

松仁糖 .... 【来源】民间验方 偏方5

材料 白糖500克，松子仁200克。

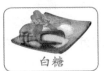
白糖

松子仁

用法 先将白糖放入锅中加少许水，用文火煎熬至黏稠，再加入松子仁，调匀。然后继续煎熬，直至用铲子挑起成丝状，不粘手时，停火，将糖倒在涂有食用油的盘中，待稍凉，将糖切成小块，即可食用。

功效 此品具有滋阴润肺、美容抗衰、延年益寿等功能，适用于肠燥便秘。

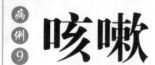

咳嗽

病例 9

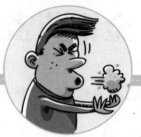

　　咳嗽是人体清除呼吸道内的分泌物或异物的一种保护性呼吸反射动作。它有其有利的一面，有助于排除呼吸道内的异物，发现病情。但是长期剧烈咳嗽不仅给生活带来不便，还可能会导致呼吸道出血。引起咳嗽的原因有很多，各种病毒、细菌及其他微生物感染等引起的呼吸道感染都可能引发咳嗽。对于咳嗽的治疗，若用药不当，不仅不能止咳，反而会加重病情。对于一般单纯性咳嗽中西医治疗都可，但以食疗为最佳。

沙参玉竹莲子百合汤 ————【来源】民间验方

偏方1

材料 沙参50克，玉竹、莲子、百合各25克，鸡蛋1个，冰糖适量。

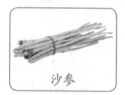
沙参

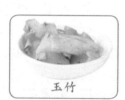
玉竹

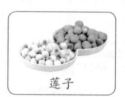
莲子

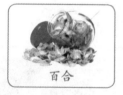
百合

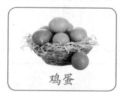
鸡蛋

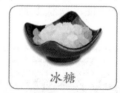
冰糖

用法 将沙参、玉竹、莲子、百合洗净，放入锅中，加入适量清水浸泡30分钟左右，然后将锅置于武火上，将鸡蛋连壳一起下锅，同炖半小时，取出鸡蛋除壳，再用文火继续炖煮20分钟至药物软烂。食鸡蛋饮汤，也可酌加冰糖调味。

功效 本汤所取中药均是润肺养阴、健脾和胃之品。沙参、玉竹是中药滋阴佳品；玉竹可润燥、止渴；沙参可治肺热咳嗽。二者用来煲汤是常见的做法。而鸡蛋食疗价值高，能补阴除烦、益血安神，治肺胃阴伤、失音咽痛之症。本膳能滋阴清热、润肺止咳。用于气虚久咳、肺燥干咳，见咳嗽声低，痰少不利者。

香菜汤 ——————————————————————— 【来源】民间验方

材料 香菜30克，饴糖30克，粳米100克。

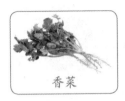

香菜

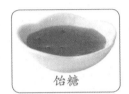

饴糖

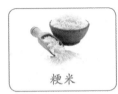

粳米

用法 先将粳米洗净，浸泡半小时；香菜洗净，去根、切碎。大米放入锅中，加入适量清水煮汤。取粳米汤3汤匙与香菜、饴糖搅拌后蒸10分钟即可。趁热一次服完，服用后注意避风寒。

功效 香菜具有发汗透疹、消食下气、醒脾和中之功效；饴糖能补中缓急，润肺止咳，解毒。与粳米汤一同煮，可发汗透表，治伤风感冒引起的咳嗽。

糖水冲鸡蛋 ——————————————————————— 【来源】民间验方

材料 白糖50克，鸡蛋1个，生姜适量。

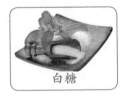

白糖

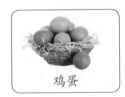

鸡蛋

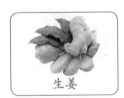

生姜

用法 生姜洗净，切碎，绞汁。先将鸡蛋打入碗中搅匀，白糖加半碗水煮沸。趁热冲鸡蛋搅和，再倒入姜汁调匀。每日早晚各服1次。

功效 鸡蛋具有祛热、镇心安神、安胎止痒、止痢的功效；白糖能润肺生津、补中缓急。本方可用于肺燥咳嗽，津液不足、口干渴，脾虚腹痛，或饮酒过度，胃气不和等症。久咳不愈患者可多食。

鲜梨贝母 ·· 【来源】民间验方

偏方4

材料 鲜梨2个，贝母6克，白糖30克。

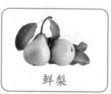
鲜梨

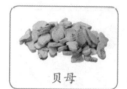
贝母

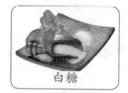
白糖

用法 将梨洗净、去皮，对半剖开，挖去梨子核，保留梨子的外形不变；贝母研成末。然后把贝母末及白糖填入挖去梨子核的部位，将两半梨合起放在碗内蒸熟。每天蒸2个梨，早晚各吃1个，分两次吃完。

功效 梨所含的配糖体及鞣酸等成分，能祛痰止咳，对咽喉有养护作用；贝母是常用的化痰止咳药。此方具有清热化痰，散结解表的功效。可用于治疗咳嗽或肺痛，症见胸痛、寒战、咳嗽、发热、口干、咽燥、痰黄腥臭或脓血痰等。

红糖姜枣汤 ·· 【来源】民间验方

偏方5

材料 红糖30克，生姜15克，红枣30克。

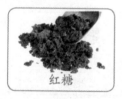
红糖

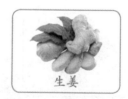
生姜

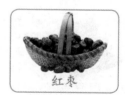
红枣

用法 将生姜洗净去皮，切成细丝；红枣洗净，掰成两半，去内核。将红糖、生姜、红枣放入锅中，加入三碗清水煎煮，当水只剩下一半时开始服用。一天1剂，分顿服用，温服效果更佳，若冷却后可稍微加热再服用，服后出微汗即愈。

功效 红糖性温、味甘、入脾，具有益气补血、健脾暖胃、缓中止痛、活血化瘀的作用；生姜常用于解表，主要为发散风寒；红枣是养血安神、治病强身的良药。此方主要用于伤风所致的咳嗽，对胃寒刺痛、产后受寒腹泻等症也有辅助治疗作用。

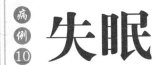

病例⑩ 失眠

患者出现失眠障碍，伴有心悸不安（自觉心跳加快，并伴有心前区不适感）、精神倦怠、疲劳乏力、头痛、全身不适、反应迟钝、精神不集中、记忆力减退等症状。长期失眠会对人体造成很大伤害，影响最大的是精神方面，严重者会造成精神分裂。多发于压力大、精神紧张或情绪波动大的人群，以及患有精神障碍疾病的患者。

何首乌鲤鱼汤 ……………………………… 【来源】民间验方

偏方1

材料 制首乌15克，黑豆30克，鲜鲤鱼1条(约500克)。

调料 陈皮末、盐、鸡精各适量。

制首乌

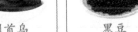
黑豆

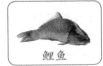
鲤鱼

用法 鲤鱼去除鳞、鳃、肠杂，于冷盐水中洗净；黑豆洗净，泡发；制首乌洗净切片，一并入锅加水煮1小时，取汁，加入陈皮末煨煮鲤鱼。鱼熟后加入调味料，食鱼喝汤。

功效 制首乌可补肝肾、益精血、乌须发、强筋骨、化浊降脂；黑豆具有补脾、利水、解毒的功效；鲤鱼有温补作用；陈皮理气健脾。四者合用，适用于失眠虚热、头发过早花白、贫血、健忘等症。

酸枣仁黄豆炖鸭 ……………………… 【来源】民间验方

偏方2

材料 鸭半只，黄豆200克，酸枣仁15克。

调料 上汤、姜片、盐、味精各适量，夜交藤10克。

鸭肉

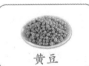
黄豆

酸枣仁

用法 将鸭洗净，斩块；黄豆、酸枣仁、夜交藤均洗净备用。将鸭块与黄豆分别汆烫后捞出。将上汤倒入锅中，放入鸭块、黄豆、酸枣仁、夜交藤、姜片，炖1小时后调味即可。

功效 此汤可调节情绪，滋阴解热、宁心安神。对虚烦不眠、惊悸怔忡、心烦易怒、失眠多梦、虚汗有食疗作用。

参须莲子汤 ———————————————— 【来源】民间验方

材料 人参须15克，新鲜莲子20克，冰糖1大匙。

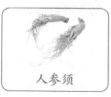
人参须

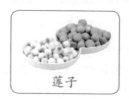
莲子

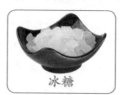
冰糖

用法 将人参须洗净，莲子剥去外壳。然后将人参须、莲子放入锅中，加适量清水先用武火烧开，然后改用文火继续煮20分钟，最后加入冰糖续煮至溶化即可。

功效 《神农本草经》中认为，人参有"补五脏、安精神、定魂魄、止惊悸、除邪气、明目开心益智"的功效，是大补元气之物；莲子有去心火的功效，能够养心神、益肾气、健脾胃、增智力、解疲劳，食用时如果保留莲子心，其强心安神、缓解失眠多梦的效果会更显著。

百合粥 ———————————————————— 【来源】民间验方

材料 干百合30克(新鲜60克)，粳米60克，红枣10枚。

调料 冰糖适量。

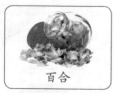
百合

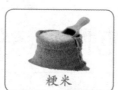
粳米

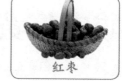
红枣

用法 鲜百合洗净，或是将干百合磨成粉；红枣洗净，掰成两半，去除内核；粳米洗净。将四种材料入锅，文火煮粥，早晚服用。

功效 百合具有清火、润肺、安神的功效；红枣有补中益气、养血安神、缓和药性的功能。二者与粳米、冰糖一同煮粥食用，能起到养心安神，润肺止咳的功效。适合失眠、更年期、热病后、肺燥干咳等症。

牛奶红枣粥 ———————————— 【来源】民间验方

材料 纯牛奶500毫升，红枣4~6枚，粳米100克。

调料 白糖适量。

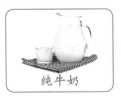
纯牛奶

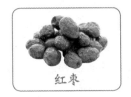
红枣

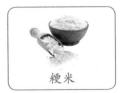
粳米

用法 先将粳米与红枣洗净，红枣切成小块；把粳米和红枣放入锅中，加清水用武火烧开，调成文火煮成粥；加入纯牛奶，再烧开即可，食用时可加入适量白糖。

功效 牛奶具有补虚损，益肺胃，生津润肠之功效；红枣具有补虚益气、养血安神、健脾和胃等作用；粳米能补中益气、健脾养胃、益精强志、和五脏、通血脉、聪耳明目、止烦、止渴、止泻。三者煮成粥，能有效助睡眠，适合高压力人群。

山药蛋黄粥 ———————————— 【来源】民间验方

材料 山药30克，鸡蛋黄1只，粳米40克。

调料 盐适量。

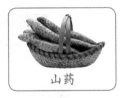
山药

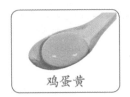
鸡蛋黄

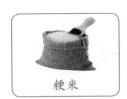
粳米

用法 将山药洗净去皮，切碎；粳米洗净，浸泡半小时。将山药和粳米下入锅中，加适量清水煮成稀粥，后将蛋黄放入，快速搅匀，加盐调味即可。

功效 山药具有健脾胃、益肺肾、补虚赢的功效；鸡蛋黄有滋阴、宁心安神的作用。二者与粳米一同煮成粥，可养心安神，补脾养阴。此方适合心烦失眠、手足心热、心悸不宁、慢性腹泻、脱肛等症。

病例 11 神经衰弱

神经衰弱的患者常会出现注意力不集中、没有持久性、记忆力减退、失眠（不易入睡）、入睡后多梦、头昏脑胀等症状。病情加重时可见强光和大声刺激，头痛，眼花，耳鸣，腰酸背痛，心慌，气短，食欲不振，或出现阳痿等男性病。此病多发于青壮年，16~40岁之间多发，男女均可发生，以脑力劳动者、青年学生多见。

芹菜枣仁汤
【来源】民间验方　偏方1

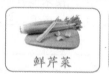
鲜芹菜

酸枣仁

材料 鲜芹菜90克，酸枣仁8克。

用法 芹菜洗净切段，酸枣仁洗净。加适量水共煮为汤，弃去芹菜和酸枣仁渣饮汤。此为一日量，分中午饭后和晚上临睡前两次服用。

功效 这款药膳有平肝清热、养心安神的功效，适用于虚烦不眠、神经衰弱引起的失眠健忘、血压高时头晕目眩等病证。

核桃粥
【来源】民间验方　偏方2

粳米

核桃肉

材料 粳米、核桃肉各50克。

用法 将粳米洗净加800毫升水，煮成稀粥；核桃仁去皮捣烂，加入稀粥，再用文火煮数滚，见粥稠，表面有油为度，温热服食，早晚各1次，连服数天。

功效 核桃具有补肾、固精强腰、温肺定喘、润肠通便的功效。与粳米一同煮粥食用，可补肾助阳，宁心安神，适用于肾阳不足所致的神经衰弱。

百合甲鱼汤 ———————— 【来源】民间验方

偏方3

材料 甲鱼肉50克，百合15克，红枣10枚。

调料 盐适量。

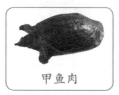
甲鱼肉

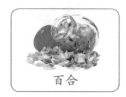
百合

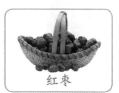
红枣

用法 甲鱼肉洗净切块；红枣洗净去核，掰成两半；甲鱼肉、红枣、百合一同下入锅中，加入适量清水，待沸腾后转文火煮至甲鱼肉熟烂，加入盐调味，饮汤食肉即可。此为一日量，分两次食用。

功效 甲鱼肉可益阴补血；百合、红枣可养心安神。这款药膳有滋阴养血，补心益肾的功效，适用于心肾阴虚所致失眠、心烦、心悸等症。

小麦黑豆汤 ———————— 【来源】民间验方

偏方4

材料 小麦45克，黑豆30克，夜交藤10克。

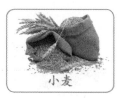
小麦

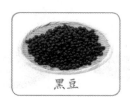
黑豆

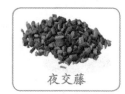
夜交藤

用法 将小麦洗净；黑豆洗净，泡发；夜交藤洗净，去除杂质。小麦、黑豆、夜交藤一同放入锅中，加适量清水煎煮成汤，弃去小麦、黑豆、夜交藤，饮汤。此为一日量，分两次饮服。

功效 小麦可养心安神，除烦；黑豆可补脾、利水、解毒；夜交藤可养心安神，通络祛风。三者合用，能滋养心肾、安神，适用于心肾不交之失眠、心烦等症。

猪心麦冬朱砂汤

【来源】民间验方

偏方5

材料 猪心1个，麦门冬10克，朱砂1克。

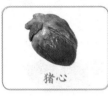
猪心

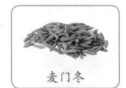
麦门冬

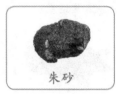
朱砂

用法 先将猪心洗净，剖开装入朱砂，外用棉线缝好，然后与麦门冬一起，同放砂锅中，加水用文火煮至肉熟烂。吃肉喝汤，1日内服完，每日1剂。

功效 猪心可补虚，安神定惊，养心补血；麦门冬可清心除烦；朱砂可养心安神。三者合用，共有补心养阴，镇惊安神之效。主治神经衰弱，症见心烦失眠、神志不宁、心悸怔忡，属于心虚惊悸者。

双仁菠菜猪肝汤

【来源】民间验方

偏方6

材料 酸枣仁、柏子仁各10克，猪肝200克，菠菜150克

调料 盐5克。

酸枣仁

柏子仁

猪肝

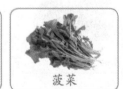
菠菜

用法 猪肝洗净切片，汆烫；菠菜去根，洗净，切段。将酸枣仁、柏子仁装在棉布袋内，扎紧；将布袋入锅，加4碗水熬煮至剩下3碗水。将猪肝、菠菜加入药汁中，水开后加盐调味即成。

功效 酸枣仁养肝、宁心、安神、敛汗，治虚烦不眠、惊悸怔忡、烦渴、虚汗；柏子仁养心安神，猪肝、菠菜养肝补血、养血安神。四者同用，适合心血亏虚、神经衰弱患者食用。

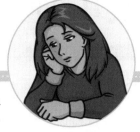

 病例⑫ **精神焦虑**

焦虑是指一种缺乏明显客观原因的内心不安或无根据的恐惧，是人们遇到某些事情如挑战、困难或危险时出现的一种正常的情绪反应。当焦虑的严重程度和客观事件或处境明显不符，或者持续时间过长时，就变成了病理性焦虑，称为焦虑症状，还常伴有头晕、胸闷、心悸、呼吸困难、口干、尿频、尿急、出汗、震颤和运动性不安等症。

桂圆酒

【来源】万氏家抄方 偏方1

 桂圆肉

 白酒

材料 桂圆肉100克，60度白酒400毫升。

用法 将桂圆肉放在细口瓶内，加入白酒，密封瓶口，每日摇一次，半月后可饮用。每日2次，每次10~20毫升。

功效 桂圆具有壮阳益气、补益心脾、养血安神、润肤美容等多种功效，与白酒泡酒饮用，适用于虚劳衰弱、失眠、焦虑、惊悸等症。

山楂酒

【来源】民间验方 偏方2

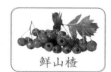 鲜山楂

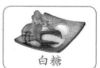 白糖

材料 鲜山楂、白糖各适量。

用法 将鲜山楂洗净，去核，捣碎，存放于大口瓶内，加白糖，封严。以后时常搅拌使其均匀，经1~2月即发酵成山楂酒，再用纱布挤压，过滤即成。每天1次，每次1小杯。

功效 山楂具有健胃、消积化滞、舒气散瘀之效，对解除疲劳、缓解焦虑、恢复体力有良好功效，容易精神焦虑者可坚持饮用。

银耳桂圆安神汤 —————— 【来源】民间验方

偏方3

材料 水发银耳100克，桂圆肉20克，莲子15克，红枣10克。

调料 冰糖适量。

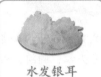
水发银耳

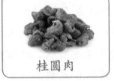
桂圆肉

莲子

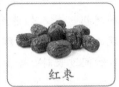
红枣

用法 将莲子用温水浸泡至发软；银耳洗净，择成小朵；桂圆肉、红枣分别洗净。将所有材料放入砂锅加水煮20~35分钟，加冰糖(糖尿病患者可不加)调味即可。每日1剂，分2次食用。

功效 本方具有安神宁心、滋阴除烦的功效，可有效缓解焦虑，对坐卧不宁、激动哭泣、口干、胸闷、心悸、失眠、出汗、双手震颤、便秘等症状有效。

金橘柠檬汁 —————— 【来源】民间验方

偏方4

材料 柠檬1个，金橘5个，蜂蜜少许。

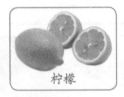
柠檬

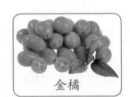
金橘

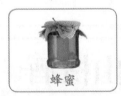
蜂蜜

用法 柠檬洗净切片，绞出汁，去渣；金橘去核，洗净，放进榨汁器中，加上柠檬汁和蜂蜜，榨成汁，倒进杯中，搅拌均匀即可。

功效 《本草纲目》称金橘"酸、温、甘、无毒"，具有理气、解郁、化痰、止渴、消食、醒酒的功效。柠檬味酸甘、性平，入肝、胃经，有化痰止咳、生津、健脾的功效。柠檬的独特气味对焦虑症患者有除烦解忧的作用，令人心旷神怡。

枣麦粥 ————————————————【来源】民间验方

材料 酸枣仁30克，小麦30~60克，粳米100克，红枣6枚。

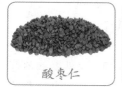
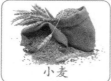
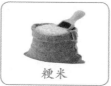
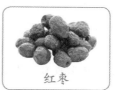

| 酸枣仁 | 小麦 | 粳米 | 红枣 |

用法 将酸枣仁、小麦洗净；红枣洗净去核，掰成两半；粳米洗净，浸泡半小时。将酸枣仁、小麦、红枣一同放进锅中，加入适量清水煮至沸腾，取汁去渣，加入粳米同煮成粥食用。每日2~3次，温热食用。

功效 此方具有养心安神的功效。适用于妇女烦躁、神志不宁、精神恍惚、多呵欠、喜悲伤欲哭，及心悸、失眠、自汗。

莲子猪心汤 ————————————————【来源】民间验方

材料 莲子60克，红枣、枸杞各15克，猪心1个。
调料 盐适量。

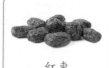

| 莲子 | 红枣 | 枸杞 | 猪心 |

用法 将猪心洗净，煮熟，捞出，用清水洗净，切成片。将莲子、红枣、枸杞洗净，泡发备用。锅上火，加适量水，将莲子、红枣、枸杞、猪心片下入锅中，文火煲2小时，加盐调味即可饮用。

功效 此汤可补益心脾、养血安神，对心虚失眠、健忘、心烦气躁、惊悸、自汗、精神恍惚等症有食疗作用。适合虚烦心悸者、睡眠不安者、健忘者、惊悸恍惚者、焦虑不安者食用。

病例⑬ 偏头痛

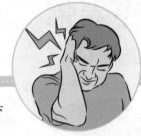

偏头痛以发作性中重度、搏动样头痛为主要表现。头痛多为偏侧，一般持续4~72小时，可伴有恶心、呕吐，光、声刺激或日常活动均可加重头痛，安静环境、休息可缓解头痛。偏头痛的治疗目的是减轻或终止头痛发作，缓解伴发症状，预防头痛复发。治疗偏头痛包括药物治疗和非药物治疗两个方面。此外，缓解压力和保持健康的生活方式，都可以有效避免各种偏头痛发生。

枸杞炖猪脑

偏方1　【来源】民间验方

材料 猪脑1只，山药、枸杞各30克。

调料 黄酒、盐、鸡精各适量。

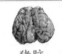 猪脑　 山药　 枸杞

用法 猪脑撕去筋膜；山药、枸杞分别洗净，山药去皮，切块，与猪脑同放入锅里，加适量清水，炖两小时后，加入黄酒、盐、鸡精，再炖10分钟即可。

功效 猪脑可益肾补脑、养肌润肤；山药可补脾养胃，补肾涩精，清热解毒；枸杞可清肝明目、补肝益肾。三者合用，可健脾益胃、益肾补脑，适宜头晕头痛、神经衰弱、偏头痛者食用。

丹参黄豆猪骨汤

偏方2　【来源】民间验方

材料 丹参50克，猪骨1000克，黄豆250克。

调料 桂皮9克，盐6克，味精4克，料酒、香菜末各适量。

 丹参　 猪骨　 黄豆

用法 将猪骨洗净，捣碎；黄豆去杂洗净。丹参、桂皮用干净纱布包好。砂锅内加适量水，放入猪骨、黄豆、药袋，大火烧沸，改小火煮1小时，拣出药袋，调入调料，撒上香菜末即可。每周食用2~3次。

功效 此汤可活血止痛、补血润燥，对偏头痛有缓解作用。

疏肝止痛粥

【来源】民间验方 偏方3

材料 香附9克，玫瑰花3克，白芷6克，粳米100克。

调料 白糖适量。

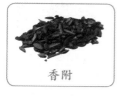
香附

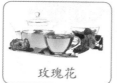
玫瑰花

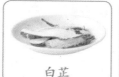
白芷

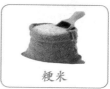
粳米

用法 粳米洗净，浸泡半小时；将香附、白芷水煎取汁，再将粳米加入药汁中，再加入适量清水，煮至水沸，将漂洗干净的玫瑰花倒入粥中，用文火慢熬10分钟关火，加入适量白糖调味即可。早晚各1次。

功效 香附具有理气解郁、调经止痛、安胎的功效；玫瑰花具有理气、活血、收敛等作用；白芷有祛病除湿、排脓生肌、活血止痛等功能。三者合用，可疏肝解郁、理气止痛，能防治偏头痛，经常服用能明显减少偏头痛的发作次数。

川芎香附茶

【来源】民间验方 偏方4

材料 炒香附15克，川芎10克，茶叶6克。

调料 味精、盐、鸡精各适量。

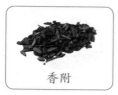
香附

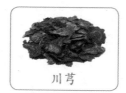
川芎

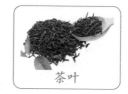
茶叶

用法 将炒香附、川芎洗净，晾干，研为细末，混匀，装入棉布袋中。锅中加入适量清水，加入茶叶，大火煮沸。转小火，放入棉布袋，闷煮15分钟，取清汁服用即可。

功效 本品可理气解郁、散瘀止痛。对因气郁日久以致头痛、疲劳、情绪波动有食疗作用。适合偏正头痛者、肝郁气滞者、消化不良者、胸脘痞闷者食用。

桑菊豆豉粥

【来源】民间验方

偏方5

材料 桑叶10克，甘菊花15克，豆豉15克，粳米100克。

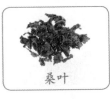

桑叶

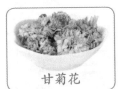

甘菊花

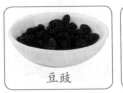

豆豉

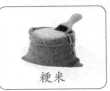

粳米

用法 粳米洗净，浸泡半小时；将桑叶、甘菊花、豆豉水煎取汁；再将泡发好的粳米放入砂锅中，加适量清水煮成稀粥，加入药汁，稍煮即成。

功效 桑叶具有降血糖、血脂、抗炎等作用；甘菊花具有帮助睡眠，润泽肌肤的功效；豆豉可和胃除烦、解腥毒、去寒热。三者合用，共有疏风清热、清肝明目之功，可消除感冒所引起的肌肉酸痛以及偏头痛，且对胃及腹部神经有所助益。

红花糯米粥

【来源】民间验方

偏方6

材料 红花、桃仁各10克，糯米100克。

调料 红糖适量。

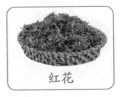

红花

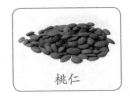

桃仁

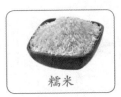

糯米

用法 将红花、桃仁洗净；糯米洗净，浸泡半小时。红花放入净锅中，加适量清水煎煮30分钟。再往锅中加入糯米和桃仁，煮成粥，加适量红糖即可。

功效 红花具有活血通经、去瘀止痛的功效；桃仁可活血祛瘀、润肠通便、止咳平喘；红糖具有益气补血、健脾暖胃、缓中止痛、活血化瘀之效。三者与糯米煮粥食用，共有活血化瘀、理气止痛之功，可用于气血瘀滞、血行不畅引起的偏头痛。

病例 14 高脂血症

　　高脂血症指血浆中的胆固醇、甘油三酯、磷脂和未脂化的脂肪酸等血脂成分增高的一种疾病。一般病情较隐匿，无明显症状。摄入过多脂肪后，严重者可出现腹痛，脾大，肘部、背部、臀部出现皮疹样的黄色瘤等症状。易患病人群一般为35岁以上经常高脂、高糖饮食者；长期吸烟、酗酒者；不经常运动者以及患有糖尿病、高血压、脂肪肝的病人。

猪肉炒山楂 　　　　　　　　　　　【来源】《食疗百病》 偏方1

材料 猪肉750克，山楂250克。

调料 生姜末、葱段、料酒、酱油、花椒、植物油、白糖各适。

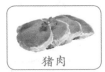 猪肉
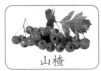 山楂

用法 将山楂去核，洗净；猪肉去皮，洗净，氽烫，切片，用酱油、料酒、葱末、姜末、花椒腌1小时。锅内放适量植物油烧热，放入肉片炒成微黄时捞出，沥去油，再把山楂放油锅内略翻炒，肉条入锅同炒，加入白糖调味，用文火收干汤汁即可。

功效 此方具有健胃消滞、降脂降压、强心、抗心律不齐、补虚强身、滋阴润燥、丰肌泽肤等作用，适宜高脂血症患者食用。

金银花绿豆汤 　　　　　　　　　　【来源】《食疗百病》 偏方2

材料 金银花10克，绿豆100克。

调料 盐3克。

 金银花
 绿豆

用法 绿豆、金银花均用清水泡发。砂锅中注水烧开。倒入绿豆、金银花搅均匀。盖上盖，武火煮沸，文火炖煮30分钟，至食材熟透。开盖，加入盐调味。拌匀，续煮至汤汁入味即成。

功效 绿豆具有防止动脉粥样硬化、抑制血脂上升的作用，有助于降低血压、血脂。与金银花搭配使用，能有效防治高脂血症。

香菇首乌粥

【来源】民间验方

偏方3

材料　干香菇30克，何首乌12克，粳米100克。

调料　冰糖适量。

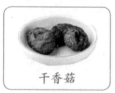
干香菇

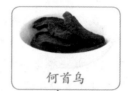
何首乌

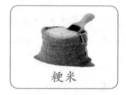
粳米

用法　将香菇提前泡发，洗净切成小块；何首乌研为细末，与粳米同入锅，加水适量，文火煮粥，快熟时加入香菇，放入少许冰糖搅匀，代早餐服食。

功效　香菇含有核酸类物质，可抑制胆固醇的产生，防止脂质在动脉壁沉积，预防动脉硬化。何首乌含有一种成分叫卵磷脂，卵磷脂进入血液可吸附血管壁上的胆固醇，从而降低血脂和减少动脉粥样硬化，可治疗心血管疾病，如高血压病、高脂血症等。长期坚持服食，降脂效果佳。

桂圆莲子茶

【来源】中医验方

偏方4

材料　桂圆肉10克，莲子15克，银耳6克，冰糖适量。

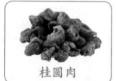
桂圆肉

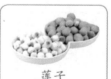
莲子

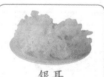
银耳

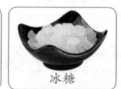
冰糖

用法　将莲子煮熟炖烂，再加桂圆肉和泡开洗净的银耳，于汤内稍煮，尔后投入冰糖适量食之。早晚各饮1次。

功效　桂圆肉可益心脾、补气血，具有良好的滋养补益作用；莲子可清心醒脾、补脾止泻、养心安神、健脾益胃；银耳既有补脾开胃的功效，又有益气清肠、滋阴润肺的作用。三者合用，可养心安神、健脑益智，适用于高脂血症伴有头昏眼花、心慌气短、神疲乏力、烦躁失眠者。

醋泡花生

【来源】民间验方

偏方5

材料 花生仁、米醋各适量。

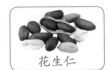
花生仁

米醋

用法 以米醋浸泡优质花生仁，醋的用量以恰能浸透花生仁为度，浸泡1周后即可食用，每日早晚各食用1次，每次10~15粒。

功效 花生油中含有的亚油酸，可使人体内胆固醇分解为胆汁酸排出体外，避免胆固醇在体内沉积，减少因胆固醇在人体中超过正常值而引发多种心脑血管疾病的发生率。此方可通脉，降脂，可治疗高脂血症、冠心病。

山楂冬瓜汤

【来源】民间验方

偏方6

材料 干山楂25克，冬瓜100克。

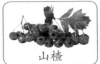
山楂

冬瓜

用法 将山楂、冬瓜洗净，连皮切片，加入适量清水煎煮20分钟即可，吃山楂、冬瓜，喝汤。每日1剂。

功效 山楂有扩张冠状动脉和促进胆固醇排泄的作用，能降血压、降血脂。冬瓜是瓜蔬中唯一不含脂肪的，所含的丙醇二酸可抑制糖类转化为脂肪，有防止体内脂肪堆积、血脂增高的作用。常饮此汤有显著降血脂的效果。

猪肉炒洋葱

【来源】《食疗百病》

偏方7

材料 瘦猪肉50克，洋葱150克。

调料 植物油、盐、酱油、鸡精各适量。

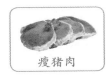
瘦猪肉

洋葱

用法 猪肉、洋葱分别洗净，切片或丝，将少许植物油倒入锅内烧至八成热时，倒入猪肉翻炒，再将洋葱下锅同炒片刻，加入盐、酱油、鸡精炒匀即成。佐餐。

功效 洋葱中含量丰富的槲皮素，有助于防止低密度脂蛋白的氧化，对于动脉粥样硬化，有一定防治作用。

病例15 高血压

高血压是指在静息状态下动脉收缩压和舒张压增高的病症，一般正常血压小于140/90mmHg，早期症状为头晕、头痛、心悸、烦躁、失眠等。严重者不但头痛，还伴有恶心、呕吐、眩晕、耳鸣、心悸气短、肢体麻木等症。多发生于有家族史、肥胖、过分摄取盐分、过度饮酒、过度食用油腻食物者。

芹菜蜂蜜汁

【来源】民间验方　偏方1

材料　鲜芹菜（选用棵型粗大者）、蜂蜜各适量。

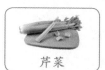
芹菜

蜂蜜

用法　芹菜洗净，切成段，放入榨汁机中榨取汁液，以此汁加入等量的蜂蜜，加热搅匀。日服3次，每次40毫升。

功效　此方具有平肝清热、祛风利湿的功效。用来治疗高血压引起的眩晕头痛、面红目赤、血淋，对降低血清胆固醇有很好的疗效。

鲜葫芦汁

【来源】民间验方　偏方2

材料　鲜葫芦、蜂蜜各适量。

鲜葫芦

蜂蜜

用法　将鲜葫芦洗净去皮，切成小块。放入榨汁机中，榨取汁水，放入杯中，加入适量蜂蜜调匀即可饮用。每次服用半杯至一杯，每日2次。

功效　鲜葫芦具有清热利尿、除烦止渴、润肺止咳、消肿散结的功效；蜂蜜具有滋养、润燥、解毒、美白养颜、润肠通便之功效。二者合用，能除烦降压，可治高血压引起的烦热口渴症。

红豆南瓜粥 ———————————— 【来源】民间验方

偏方3

材料 水发红豆85克，水发大米100克，南瓜120克。

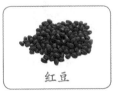
红豆

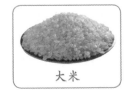
大米

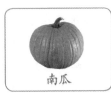
南瓜

用法 南瓜去皮，洗净，切丁。砂锅注适量清水烧开，倒入大米，拌匀，加入红豆。盖上盖子，文火炖30分钟，再倒入南瓜，拌匀，加盖，用文火再炖5分钟后盛出，装入汤碗中即可。

功效 红豆中富含色氨酸，有调节、改善情绪的作用，也有助于调节血压；南瓜属于高钙、高钾、低钠的蔬菜。两者结合，可缓解高血压的症状。

参贝汤 ———————————— 【来源】民间验方

偏方4

材料 海参2条，干贝2个，海带20克，夏枯草20克。

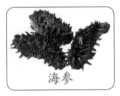
海参

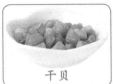
干贝

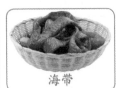
海带

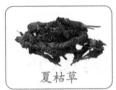
夏枯草

用法 夏枯草除去杂质，放入锅中煎汁。海参、干贝浸泡一夜，锅中加入适量清水烧开，放入海参煮软，捞出，备用。将干贝、海带洗净切细，与海参一同放入锅中炖汤，7碗水炖至3碗半，制成参贝汤，再将夏枯草煎取汁倒入参贝汤调味即成。

功效 此方具有滋阴补肾、泄热利水、止咳平喘、降脂降压的功效，适宜动脉硬化、高脂血症、高脂血症等心脑血管疾病患者食用。

病例16 糖尿病

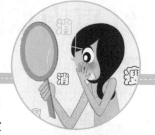

　　糖尿病在中医学内称为消渴病，是指以多饮、多尿、多食及消瘦、疲乏、尿甜为主要特征的综合病症。空腹时，血糖大于7.0；饭后2小时，血糖大于11.0即可诊断为糖尿病。糖尿病是由于胰岛素相对或绝对不足引起的。一般好发于45岁以上、体重指数24以上，有糖尿病家族史、有高脂血症、高血压、妊娠、运动不足、长期使用糖皮质激素者。

黄精茅根茶

【来源】民间验方 偏方1

材料 黄精50克，白茅根30克。

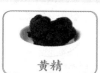
黄精

白茅根

用法 将黄精、白茅根一同研成细末，每次取5~7克用开水送服，每日2次。

功效 《本草纲目》记载："白茅根，甘能除伏热，利小便，故能止诸血、哕逆、喘急、消渴，治黄疸水肿，乃良物也。"黄精具有补气养阴、健脾、润肺、益肾的功能。可用于治疗脾胃虚弱、体倦乏力、口干食少、肺虚燥咳、精血不足、内热消渴等症。二者合用对于糖尿病很有疗效。

南瓜粥

【来源】民间验方 偏方2

材料 南瓜250克，粳米100克。

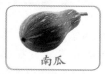
南瓜

粳米

用法 粳米洗净，浸泡半小时；南瓜洗净、去瓤、切片，与粳米一同煮粥，每天早晚餐用之，每日1剂，连服1个月。

功效 《本草纲目》云："南瓜性温味甘、入脾、胃经。具有补中益气、消炎止痛、化痰排脓、解毒杀虫功能、生肝气、益肝血、保胎。"此品可降糖消渴，适合糖尿病患者食用。

蚌肉苦瓜汤 ⋯⋯⋯⋯⋯⋯⋯⋯⋯⋯ 【来源】民间验方

偏方3

材料 苦瓜250克，蚌肉100克。

调料 酱油、盐各适量。

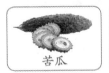
苦瓜

蚌肉

用法 苦瓜去瓤，洗净，切片；将活蚌放清水中养两天，洗净后取蚌肉，与苦瓜共煮汤，熟后酌加酱油、盐调味，即可服食。

功效 中医认为，苦瓜性味甘苦寒凉，能清热、除烦、止渴；蚌肉甘咸而寒，能清热滋阴、止渴利尿。两者合用，清热滋阴，适用于糖尿病之偏于胃阴虚有热者。

枸杞炖兔肉 ⋯⋯⋯⋯⋯⋯⋯⋯⋯⋯ 【来源】民间验方

偏方4

材料 枸杞15克，兔肉250克。

调料 盐适量。

枸杞

兔肉

用法 兔肉洗净切块，枸杞洗净，二者置于锅内，加水适量，文火炖熟后加盐调味，饮汤食兔肉。

功效 枸杞为滋补肝肾之良药，据药理研究，其有降血糖作用。兔肉有补中益气、止渴健脾、滋阴强壮之功用，《本草纲目》及《增补本草备要》均言能"治消渴"。该方适用于糖尿病之偏于肝肾不足者。

葛根绿豆汤 ⋯⋯⋯⋯⋯ 【来源】《常见慢性病食物疗养法》

偏方5

材料 葛根30克，红枣10枚，绿豆50克。

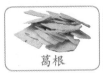
葛根

红枣

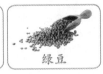
绿豆

用法 将葛根快速洗净，滤干；把红枣用温水浸泡片刻，洗净，与葛根一起倒入小砂锅内先煎汤，再加入冷水两大碗半，用文火煎半小时，离火，滤出汁水，取出红枣，弃葛根渣。绿豆洗净后，倒入有红枣药汁的小砂锅内，用文火慢炖40分钟至1小时，离火。淡食，每日2次，每次1碗，当天吃完。

功效 葛根富含葛根素，能有效降低血糖。

病例 17 脂肪肝

脂肪肝的临床表现多样，轻度脂肪肝多无临床症状，有的仅有疲乏感。而中重度脂肪肝多表现出体重减轻、食欲不振、疲倦乏力、恶心、呕吐、肝区或右上腹隐痛等类似慢性肝炎的表现。重度脂肪肝患者还常伴有腹水、下肢水肿、低钠、低钾血症等。好发于肥胖者、过量饮酒者、高脂饮食者、缺少运动者、慢性肝病患者及中老年内分泌失调患者。

黑木耳豆腐汤 〔来源〕民间验方 偏方1

材料 豆腐250克，黑木耳30克。

调料 鸡汤、生姜、葱花、盐、香油各适量。

豆腐

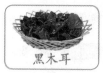
黑木耳

用法 先将豆腐洗净，切成片；黑木耳泡发后洗净、切小朵；生姜洗净去皮，切成薄片；取一干净的锅，倒入鸡汤，往鸡汤中加入豆腐、黑木耳、姜片、葱花同炖，熟后加少许盐、香油即可。佐餐食用。

功效 豆腐为高蛋白、低脂肪食物，具有降血脂、降胆固醇的功效；黑木耳有益气强生、活血、止血效能。此汤能清除血管中多余的脂肪，防止脂肪沉积，可预防脂肪肝。

泽泻冬瓜豆腐汤 〔来源〕民间验方 偏方2

材料 泽泻15克，冬瓜200克，豆腐100克。

调料 盐少许，香油3克，味精3克，高汤适量。

泽泻

冬瓜

豆腐

用法 将冬瓜去皮、瓤，洗净切片；豆腐洗净切片；泽泻洗净，备用。净锅上火倒入高汤，调入盐、味精。加入泽泻、冬瓜、豆腐煲熟，淋入香油即可。

功效 此汤具有利水、渗湿、泄热的功效。对脂肪肝、高脂血症、肥胖症均有疗效。

芹菜黄豆汤

【来源】民间验方

偏方3

鲜芹菜　黄豆

材料 鲜芹菜100克，黄豆20克。

用法 芹菜洗净切成片；黄豆洗净，先用水泡胀，锅内加水适量，放入黄豆与芹菜同煮熟，吃豆吃菜喝汤，一日1次，连服3个月，效果颇佳。

功效 此方具有平肝清热、凉血止血、清肠利便等功效。常吃此菜，对预防高血压、动脉硬化等病都十分有益，并有辅助治疗作用。

决明子粳米粥

【来源】民间验方

偏方4

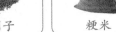

决明子　粳米

材料 决明子20克，粳米100克。

用法 取决明子20克，炒至微香，投入砂锅，加水煎汁滤渣，然后将粳米100克、清水400毫升放入锅内以武火烧开后，转文火熬煮成稀粥。日服1剂，分次食用。

功效 决明子能降血脂、降血压，还有清肝明目、利水通便的作用。与粳米一同煮粥食用，可降压降脂，适宜脂肪肝患者食用。

山楂首乌消脂茶

【来源】民间验方

偏方5

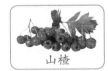

山楂　何首乌

材料 山楂15克，何首乌15克。

用法 将山楂、何首乌分别洗净、切碎，一同放入锅中，加入清水适量，浸渍2小时，再煎煮1小时，然后去渣取汤当茶饮用。

功效 山楂具有健胃、消积化滞、舒气散瘀之效；何首乌能补益精血、乌须发、强筋骨、补肝肾。二者合用，可降压降脂、软化血管，常饮可防治脂肪肝。

病例⑱ 冠心病

冠心病以心绞痛及心肌梗死最为常见，以胸部压迫窒息感、闷胀感、疼痛剧烈多如压榨样、烧灼样，甚则胸痛彻背、气短、喘息不能卧、昏厥等为主要症状。好发人群为有家族史、45岁以上男性、55岁以上或者绝经后的女性，有血脂异常、高血压、糖尿病、吸烟、超重、肥胖、痛风等疾病者，以及不运动者。

人参银耳汤 ————————————【来源】民间验方 偏方1

材料 人参5克，银耳10~15克。

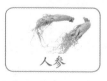
人参

银耳

用法 银耳用温水浸泡12小时，洗净，切成小朵。人参去头，切成薄片，入砂锅中，用文火煮熬2小时，再加入银耳熬1小时即可食用。每日1剂，饮汤食银耳，分2次食完，连用10~15日。

功效 此方具有益气补血、生津宁神、滋阴润燥的功效，适宜冠心病患者食用。

党参泥鳅汤 ————————————【来源】民间验方 偏方2

材料 活泥鳅100克，党参20克。

调料 盐、姜末、葱花、味精各适量。

活泥鳅

党参

用法 将泥鳅去头尾洗净，加入少许盐及姜腌渍15分钟。锅内放油烧至七成热，下入泥鳅炒至半熟，加入党参、清汤适量，同炖至熟烂，最后加入姜末、盐、葱花、味精调味即可。佐餐食用。

功效 此方具有益气扶阳、健脾利湿的功效，可作为冠心病患者的食疗方。常食可缓解冠心病胸痛、气短等症状。

三七猪心

【来源】民间验方

材料 三七粉4克，猪心200克，水发木耳2克。

调料 蛋清50克，盐、胡椒粉、淀粉、绍酒、酱油、白糖、植物油、味精、姜末、香油各适量。

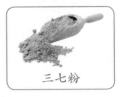
三七粉

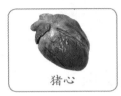
猪心

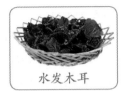
水发木耳

用法 木耳洗净；将猪心洗净，切成薄片，用蛋清、盐、胡椒粉、淀粉上浆。再把三七粉、绍酒、酱油、白糖、味精、生姜末加水兑成卤汁。炒勺内放油适量，烧至四五成热，把猪心片放油中滑开，倒入漏勺内，在原炒勺内放姜末少许，待炒出味后，把滑好的猪心片和木耳倒入，翻炒几下，加卤汁煮沸，淋入香油即成。佐餐食用。

功效 三七具有散瘀止血、消肿定痛的功效；猪心可补虚，安神定惊，养心补血。与木耳、蛋清合用，可益气养血、活血化瘀，适宜冠心病患者食用。

灵芝三七山楂饮

【来源】民间验方

材料 灵芝30克，三七粉4克，山楂汁200毫升。

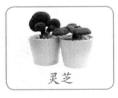
灵芝

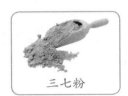
三七粉

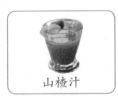
山楂汁

用法 先将灵芝放入砂锅中，加适量清水，文火煎熬1小时，取汁，兑入三七粉和山楂汁即成。每日1剂，早晚各1次，服前摇匀。

功效 灵芝具有镇静、抗惊厥、强心、抗心律失常、降压、镇咳平喘的作用；三七可散瘀止血，消肿定痛；山楂具有健胃、消积化滞、舒气散瘀之效。三者合用，具有益气活血、通脉止痛之效，冠心病患者可常饮。

病例 19 贫血

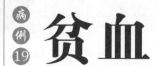

贫血主要的临床表现为头晕、眼花、耳鸣、面部及耳轮色泽苍白、心慌、心速过快、夜寐不安、疲乏无力、指甲变得凹凸不平而脆裂、注意力不集中、食欲不佳、月经不调等。贫血的病因包括：造血原料的不足、造血功能降低、红细胞过多的破坏或损失等。中医认为，贫血是因气虚血不生，肾脾功能受损所致。

芝麻粳米粥 ·········· 【来源】民间验方　偏方1

材料 黑芝麻15克，粳米30克。

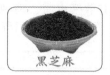
黑芝麻

粳米

用法 先将黑芝麻洗净，晒干炒熟，研粉；粳米洗净，浸泡半小时，把粳米放入锅中，下入黑芝麻，加适量清水同煮成粥食。

功效 黑芝麻具有补肝肾、滋五脏、益精血、润肠燥的功效。与粳米煮成粥食用，能补气生血。主治血虚，面色无华，四肢无力，爪甲不荣者。

黑木耳红枣汤 ·········· 【来源】民间验方　偏方2

材料 黑木耳15克，红枣15枚。

调料 冰糖适量。

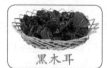
黑木耳

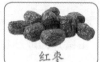
红枣

用法 将黑木耳、红枣用温水泡发并洗净，红枣去核、掰成两半，黑木耳撕成小朵。将二者放入小碗中，加入适量水和冰糖。将碗放置锅中蒸约1小时。

功效 黑木耳有益气强生、活血、止血效能；红枣有补中益气、养血安神、缓和药性的功能。二者合用，可以和血养荣，滋补强身。对贫血者有食疗作用。

羊肉山药汤 ——————— 【来源】民间验方

偏方3

材料 羊肉250克，山药75克。

调料 牛奶半碗，生姜10克，红糖或盐少许。

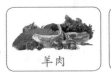
羊肉

山药

用法 山药洗净去皮，切片；生姜洗净去皮，切成薄片；羊肉洗净，切成片；取一干净的锅，放入羊肉片、生姜片，加适量清水，用小火清炖2小时，取出炖好的羊肉汤1碗，加入山药片煮烂后，再加入牛奶、红糖（或盐）少许即可。佐餐食用。

功效 羊肉具有补体虚、祛寒冷、温补气血的功效；山药可健脾益胃、益肺肾。适宜脾肾气血虚衰贫血者，纳差便溏、爪甲不荣、四肢无力者。

猪肝菠菜汤 ——————— 【来源】民间验方

偏方4

材料 菠菜50克，猪肝50克。

调料 熟猪油、生姜、葱白、清汤、盐、味精各适量。

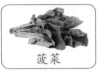
菠菜

猪肝

用法 将菠菜洗净，在沸水中烫片刻，脱去涩味，切段；猪肝洗净切成薄片，与盐、味精拌匀；将清汤烧沸，加入洗净拍破的生姜、切成短节的葱白、熟猪油等，几分钟后，放入拌好的猪肝片及菠菜，煮熟即可。佐餐常服。

功效 猪肝具有补肝明目、养血的功效；菠菜能养血、止血、敛阴、润燥。二者合用有生血、养血之效。适宜血虚症，面色无华、爪甲不荣等贫血患者。

黄芪鸡汁粥 ——————— 【来源】民间验方

偏方5

材料 黄芪15克，母鸡1000克，大米100克。

调料 盐适量。

黄芪

母鸡

大米

用法 将母鸡剖洗干净，切块，煎取鸡汁。将黄芪洗净；大米淘洗干净。将鸡块、鸡汁和黄芪混合，倒入锅中，加入大米煮粥，加盐调味即可。

功效 本品具有益气血、添精髓的功效，适合气血亏虚的贫血患者食用，症见少气懒言、体虚多病、抵抗力差。

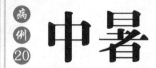

病例⑳

中暑

　　中暑是指在受到室外的空气的高温多湿或阳光过久直接照射，造成人体体温异常升高不降所引起的症状的通称，多会出现机体体温调节障碍，水、电解质代谢紊乱及神经系统功能损害，以体温升高、肌肉痉挛和（或）晕厥为表现。一般在室温超过35℃环境中或炎夏烈日曝晒下从事一定时间的劳动时发生。

藿香粥

偏方1

【来源】民间验方

材料　藿香15克，粳米50克。

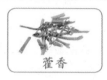
藿香

粳米

用法　将藿香加150~200毫升水，煮2~3分钟，过滤去渣；再把粳米淘净熬粥，将熟时加入藿香汁再煮沸2~3分钟即可。每日2次，温食。

功效　藿香具有芳香化湿、发表解暑、解表散邪、利湿除风、清热止渴、和胃止呕、快气和中、健胃祛湿等功效。与粳米煮粥食用，对中暑高热、消化不良、感冒胸闷、吐泻等症，有较好防治作用。

银花粥

偏方2

【来源】民间验方

材料　金银花30克，粳米50克。

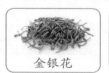
金银花

粳米

用法　将金银花水煎去渣，取浓汁约150毫升，再加水300毫升与粳米煮成稀粥。早晚2次温服，夏秋季服用尤为适宜。

功效　金银花既能宣散风热，也善清解血毒，常用于各种热性病，如身热、发疹、发斑、热毒疮痈、咽喉肿痛等症，均效果显著。与粳米煮粥食用，可预防中暑。

海带冬瓜豆瓣汤 —————— 【来源】民间验方

偏方3

材料 浸发海带100克，冬瓜500克，去皮蚕豆瓣100克。

调料 香油、盐各适量。

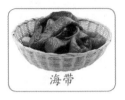
海带

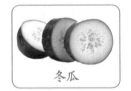
冬瓜

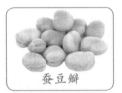
蚕豆瓣

用法 将海带用清水洗净，切成小块；海带和蚕豆瓣一起下入锅中，用香油煸炒一下，然后添加500克清水，加盖烧煮，待蚕豆煮熟时，在把冬瓜和盐一并放入，继续烧至冬瓜九成熟，即可停火出锅。

功效 海带具有消痰软坚、泄热利水、止咳平喘、祛脂降压、散结抗癌的功效；冬瓜可清热解毒、利水消肿；蚕豆可清热利湿。三者合用，能消暑利尿，可用于治疗中暑引起的头昏、头痛、烦渴等症。

夏日解暑汤饮 —————— 【来源】民间验方

偏方4

材料 苦瓜500克，黄豆200克，猪排骨250克。

调料 生姜10克，盐适量。

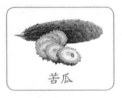
苦瓜

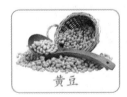
黄豆

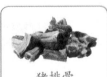
猪排骨

用法 苦瓜洗净，去瓤，切块；黄豆放入清水中泡发；排骨洗净，切块；生姜洗净去皮，切片。四者一同放入砂锅里，加水1200毫升，先用武火煮沸，然后用文火续煮，约1小时后，调入少许盐调味即可。

功效 此汤具有清暑除热、明目解毒的功效，是民间常用来治疗中暑烦渴、痱子过多、眼结膜炎等症的汤饮，炎热天气可多喝，能预防中暑。

割伤

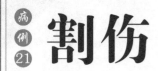

病例 21

割伤是指人们在用各种锐器劳作时，出现手指、脚趾被切伤的情况。一旦发生此种情况，为减少伤后感染，也为了减轻伤残，减少出血和疼痛，应立即进行处理。如果切割伤口较深，或者切割伤口的锐器生锈不洁，就应在进行创面处理后，迅速到医院注射破伤风抗毒素；切割严重者还要注射抗生素，以防伤口感染。

鸡蛋膜贴伤口

【来源】民间偏方

偏方1

鸡蛋

75%酒精

材料 鸡蛋1个，75%的酒精适量。

用法 先把鸡蛋洗干净，有条件的话，用酒精给外壳消毒，然后敲开鸡蛋，轻轻扯下蛋壳里附着的那层鸡蛋膜，并贴在经常规清洁后的伤口上，再挤掉蛋膜与伤口之间的空气，使之贴紧。注意在贴膜时，应把鸡蛋膜中沾有蛋清的那一面贴在伤口上。

功效 新取下来的鸡蛋膜上的蛋清含有溶菌酶，能起到杀菌作用，其营养成分也可促进伤口组织的生长、愈合。

大蒜膜贴伤口

【来源】民间偏方

偏方2

大蒜瓣

材料 大蒜瓣适量。

用法 取一瓣大蒜，剥去外皮，可以看到有一层晶莹透亮的薄膜附着在上面。将这层膜取下，然后轻轻贴在经常规清洁后的伤口上。跟鸡蛋膜一样，注意用大蒜膜紧贴蒜瓣的那一面贴在伤口上。

功效 大蒜膜是接近于生理状态的生物半透膜，像创可贴一样有保护作用。另外，大蒜膜所含的大蒜素成分也能杀菌消毒，防治伤口感染。

茶叶水涂抹法 ————— 【来源】民间验方

偏方3

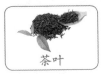
茶叶

材料 茶叶适量。

用法 取一茶壶，放入适量茶叶，加入适量85℃开水冲泡，取喝剩下的茶叶晾干，研碎涂抹于伤口处（忌用隔夜茶）。

功效 我们都知道常喝茶有很多好处，能降压，降血脂，降胆固醇，减肥等。其实，茶叶外用亦大有用处。茶叶中含有较多鞣酸，对于擦伤、割伤者，用其汁液涂抹伤口，对于细胞修复有较好的促进作用。

鱼肝油贴伤口 ————— 【来源】民间偏方

偏方4

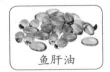
鱼肝油

材料 鱼肝油适量。

用法 先按常规清理伤口，然后把鱼肝油丸剪破，把里边的油液倒在伤口上，令油液完全覆盖伤口。

功效 鱼肝油里含有的丰富维生素，能给伤口局部细胞提供营养，促进组织生长和修复，这是创可贴无法具备的作用。鱼肝油的油性成分覆盖在伤口上，就相当于加了一层保护膜，能起到类似创可贴的保护作用。

三七粉 ————— 【来源】《本草纲目》

偏方5

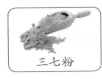
三七粉

材料 三七粉适量。

用法 割伤后，宜先清洗处理伤口，然后将三七粉敷于伤口处，每日4次。

功效 三七具有止血、散瘀、消肿、定痛的功效。用其粉末敷伤口，可活血化瘀，止血不留瘀，化瘀而不伤正，适用于割伤初期出血处理以及后期调理恢复。

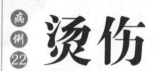

病例 22　烫伤

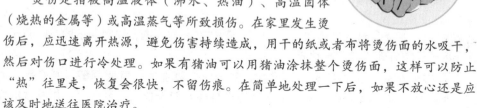

　　烫伤是指被高温液体（沸水、热油）、高温固体（烧热的金属等）或高温蒸气等所致损伤。在家里发生烫伤后，应迅速离开热源，避免伤害持续造成，用干的纸或者布将烫伤面的水吸干，然后对伤口进行冷处理。如果有猪油可以用猪油涂抹整个烫伤面，这样可以防止"热"往里走，恢复会很快，不留伤痕。在简单地处理一下后，如果不放心还是应该及时地送往医院治疗。

泡桐叶香油散 ·································· 【来源】民间偏方　偏方1

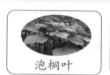
泡桐叶

香油

材料　泡桐叶15克，香油少许。

用法　将泡桐叶洗净晒干，研末，过筛备用。用时取香油少许与泡桐叶粉调成糊状，清洁创面后将药敷于创面，每日换药3次。

功效　泡桐叶具有清热、解毒、止血、消肿等功效；香油可消炎、止痒。二者合用，可清热、止痛、消肿。主治一、二级烧伤及小面积三级烧伤。

陈年小麦粉 ·································· 【来源】民间偏方　偏方2

陈年小麦粉

菜油

材料　陈年小麦粉50克，菜油适量。

用法　将陈年小麦粉炒至黑色，用筛过细。如皮肤溃烂，可干敷于患处。如水泡尚未破，可用菜油拌匀调涂。

功效　小麦可养心安神，清热除烦；菜油具有润燥杀虫、消肿毒的功效。二者合用，可清热凉血、止痛。本方用来治火、油烫伤。

偏方3

西瓜水 ———————————— 【来源】民间偏方

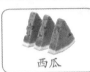
西瓜

材料 西瓜1个。

用法 将熟透的西瓜切开，去瓜籽，取瓜瓤和汁装入玻璃瓶内密封，存放3～4个月，等其发酵产生似酸梅汤气味时，过滤后便可使用。用时先洗净伤口，以消毒棉球蘸西瓜液（浸透）敷于患处。每日更换2次。

功效 西瓜具有清热解暑、生津止渴、利尿除烦的功效，用其发酵汁液涂抹皮肤患处，可清热、生肌，可用于治疗烫伤、灼伤。

偏方4

狗骨香油粉 ———————————— 【来源】民间偏方

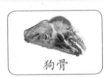
狗骨

香油

材料 狗骨适量，香油少许。

用法 将适量狗骨烧成炭状，取出碾成细粉，过筛，加入适量香油搅拌均匀，每次取适量敷患处即可。每日2~3次。

功效 狗骨具有健脾活络、活血生肌的功效；香油可消炎、止痒。二者合用，可收敛、生肌、解热毒，适用于治疗火烧伤、水烫伤、肌肉溃烂等症。

偏方5

南瓜露 ———————————— 【来源】民间偏方

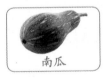
南瓜

材料 老南瓜1个。

用法 将老南瓜洗净、去瓤、去皮，切片。装入一个干净的罐内，密封，埋于地下，待其自然腐烂化水（越久越好），然后过滤，去渣取汁液，即为南瓜露。每日涂2~3次，连涂数天即愈。

功效 南瓜具有补中益气、化痰排脓的功效。用其腐化液体涂抹皮肤患处，可清实热、解火毒，可用于治疗水烫伤、火灼伤等。

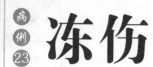

病例23 冻伤

　　冻伤是一种由寒冷所致的末梢部局限性炎症性皮肤病，是一种冬季常见病，以暴露部位出现充血性水肿红斑，遇温高时皮肤瘙痒为特征，严重者可能会出现患处皮肤糜烂、溃疡等现象。该病病程较长，冬季还会反复发作，不易根治。疲劳、虚弱、紧张、饥饿、失血及创伤等均可减弱人体对外界温度变化调节和适应能力，使局部热量减少更容易导致冻伤。因此，冻疮预防，既要从局部着手，又要调理全身。

山楂细辛膏

【来源】民间验方

偏方1

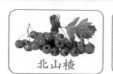 北山楂　 细辛

材料 北山楂若干枚，细辛2克。

用法 成熟的北山楂若干枚（据冻疮面积大小而定），用灰火烧烂，捣如泥状；细辛研成细末，合于山楂泥中。放在纱布上，贴于患处，每日换药1次。本方有疏风散寒、活血祛瘀之功效。

功效 山楂有健胃、消积化滞、舒气散瘀之效；细辛可祛风、散寒、行水、开窍。二者合用，有温经活血之功，适用于冻疮患者。

橘皮生姜汤

【来源】民间偏方

偏方2

 鲜橘子皮　 生姜

材料 鲜橘子皮3～4个，生姜30克。

用法 将橘子皮、生姜加水约2000毫升煎煮30分钟，待水温与皮肤接触能耐受时浸泡，并以药渣覆盖患处。每晚1次，每次30分钟，一般用药2～4次即可，发生于耳轮或鼻尖的冻疮可用毛巾浸药汤热敷患处。不论已溃未溃，均可应用。

功效 橘子皮具有理气调中、燥湿化痰的功效；生姜可杀菌解毒、消肿止痛、舒筋活血。二者合用，有温经散寒之功，适用于冻疮患者。

当归四逆汤 ————— 【来源】《伤寒论》

偏方3

材料 当归、桂枝、芍药各9克，细辛、炙甘草、通草各6克，红枣5枚。

当归

桂枝

用法 红枣洗净去核，掰成两半；当归、桂枝、芍药、细辛、炙甘草、通草用清水冲洗一遍，同红枣放入锅中，加适量清水煎服，每日1剂，分2次服用。

芍药

细辛

功效 当归具有补血活血、调经止痛、润燥滑肠的功效；桂枝补元阳、通血脉、暖脾胃；芍药可镇痛、通经；细辛可祛风、散寒、行水、开窍。此方有温经散寒，养血通脉之功效，适用于冻疮。

炙甘草

通草

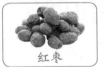
红枣

芍药甘草汤 ————— 【来源】《伤寒论》

偏方4

材料 赤芍、白芍、川桂枝各10克，炙甘草6克，红枣12枚。

调料 黄酒(后入)50克，生姜6克。

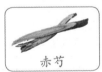
赤芍

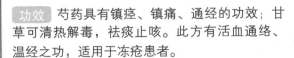
白芍

用法 生姜洗净去皮，切片；红枣洗净去核，掰成两半；赤芍、白芍、川桂枝、炙甘草、生姜片、红枣一同放入锅中，待沸腾后转文火续煮20分钟，加入黄酒即可。分次温服。每日1剂，同时药渣煎水洗患处。

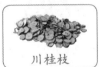
川桂枝

炙甘草

功效 芍药具有镇痉、镇痛、通经的功效；甘草可清热解毒，祛痰止咳。此方有活血通络、温经之功，适用于冻疮患者。

红枣

病例24 碰伤

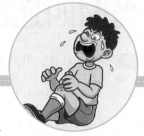

　　碰伤是指身体或物体由于外界物体的碰撞而造成的外部损伤，多为皮肤、肌肉瘀血肿痛、瘀青等。如果只是肿没有外伤，在24小时以内可以先冷敷。需要注意的是，在碰伤的24～48小时之内是禁忌用热敷的，这样会使炎症扩散，加重红肿。碰伤后切忌马上用力揉搓。在碰伤初期要进行冷敷，抬高患肢制动，外敷活血化瘀的膏药，口服三七片、云南白药等。

丹参猪肝汤 ································【来源】民间验方 偏方1

材料 丹参15克，猪肝片120克，上海青90克。

调料 料酒、盐、鸡粉、水淀粉、食用油各适量。

丹参

猪肝

上海青

用法 猪肝加料酒、水淀粉腌渍10分钟。上海青洗净，焯水。将丹参倒入煮沸的锅中，盖上盖，文火煮15分钟取汁弃渣，将猪肝、上海青、药汁入锅，使食材受热均匀至转色盛出即可。

功效 丹参具有活血通经、排脓生肌的功效；猪肝能养血；上海青可解毒消肿、降低血脂。三者合用，可健脾养血、活血化瘀，对于碰伤后的瘀青、肿痛缓解作用。

郁金黑豆炖鸡 ································【来源】民间验方 偏方2

材料 鸡腿1只，黑豆150克，郁金10克。

调料 牛蒡100克，盐5克。

鸡腿

黑豆

郁金

用法 黑豆洗净，用清水浸泡30分钟；牛蒡削皮，洗净，切块。鸡腿剁块，汆烫后捞出。黑豆、牛蒡、郁金先下锅，加6碗水煮沸，转文火炖15分钟，再下入鸡肉续炖30分钟，待肉熟豆烂，加盐调味即可。

功效 本品具有温中益气、行气活血、补精添髓的作用。对碰伤所致的瘀青、红肿等症状有缓解作用。

红花炖牛肉 ————————————— 【来源】民间验方

偏方3

材料 牛肉300克，土豆200克，红花20克。

调料 花椒、姜片、葱段、料酒、盐各适量。

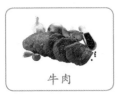
牛肉

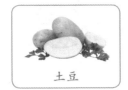
土豆

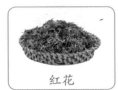
红花

用法 洗好去皮的土豆切成丁；牛肉洗净，切丁。锅中注入适量清水烧开，倒入牛肉丁，淋入料酒，煮沸，氽去血水捞出，沥干水分。砂锅注入适量清水烧开，倒入牛肉丁，放入红花、花椒、姜片、葱段，淋入料酒，盖上盖，烧开后转文火炖1小时30分，倒入土豆，文火再炖15分钟加盐即可食用。

功效 本品具有益气养血、活血化瘀的功效，碰伤期间吃此品能使瘀青逐渐消散。

当归三七炖鸡 ————————————— 【来源】民间验方

偏方4

材料 乌鸡500克，当归10克，三七8克。

调料 盐3克，鸡粉2克，料酒7毫升，姜片20克。

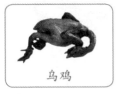
乌鸡

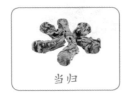
当归

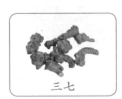
三七

用法 将乌鸡洗净，斩成块，放入大碗中，加入适量盐、鸡粉、料酒拌匀，腌渍10分钟左右，然后将乌鸡块、姜片、当归、三七一同放入炖锅内，加入适量清水，炖煮至乌鸡熟烂，加入盐、鸡粉即可。

功效 当归可补血活血、调经止痛、润燥滑肠；三七可止血、散瘀、消肿、定痛；乌鸡益气补血。三者合用，可活血化瘀、益气补血，适用于碰伤之后，瘀青经久不散者调理食用。

红花山楂酒 —————————————————【来源】民间验方

材料 红花15克，山楂30克，白酒250毫升。

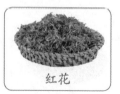
红花

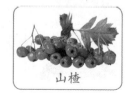
山楂

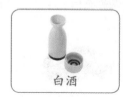
白酒

用法 将山楂洗净、去核，切成小块；将红花、山楂块倒入一个干净的玻璃罐中，倒入白酒，盖上盖子，放于阴凉处，密封浸泡7天。然后掀开盖子，取小酒杯，倒入适量的红花山楂酒即可。

功效 山楂不仅具有助消化作用，还可活血化瘀，与红花一起泡入酒中，可借酒气以行药力，活血化瘀之力显著。本方可用于治疗因碰伤引起的红肿、瘀血等症。

香附栀子粥 —————————————————【来源】民间验方

材料 香附8克，栀子10克，水发粳米160克。

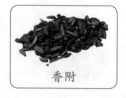
香附

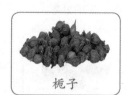
栀子

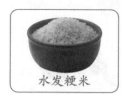
水发粳米

用法 砂锅注入适量的清水烧开，倒入香附、栀子，盖上盖子，文火炖15分钟至药性完全析出，将药渣捞干净，取汁液。然后倒入备好的粳米，盖上盖子，文火炖30分钟，掀开盖子，搅拌片刻即可。

功效 香附具有理气解郁、调经止痛、安胎之效；栀子具有护肝、利胆、降压、镇痛、止血、消肿等作用。二者合用，与粳米煮成粥食用，可行气止痛，活血散瘀，有助于消除瘀青。

病例 25 痔疮

　　痔疮分为内痔、外痔和混合痔。内痔早期的症状不明显，以排便间断出鲜血为主，不痛，无其他不适，中、晚期则有排便痔脱出、流黏液、发痒和发作期疼痛。外痔可看到肛缘的痔隆起或皮赘，以坠胀疼痛为主要表现。混合痔两种症状均有。本病以成人居多，发病率女性高于男性，发病多因久坐、久立、活动少、便秘、腹泻、排便时间过长、饮酒、嗜辛辣饮食。

姜汁猪血菠菜

【来源】民间验方 偏方1

材料 菠菜300克，生姜片25克，猪血100克。

调料 酱油15毫升，香油3毫升，盐2克，醋、花椒油各少许。

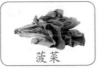　菠菜　　生姜　　猪血

用法 将菠菜带根洗净，切段，焯水。猪血洗净切片，下入热油锅爆炒，熟后取出与菠菜混匀。生姜洗净捣烂取汁。待菠菜、猪血凉后加入姜汁、酱油、香油、盐、醋和花椒油搅拌均匀即可。佐餐食。

功效 此品具有补血止血、利五脏、通肠胃、调中气、活血脉、止渴润肠、敛阴润燥、滋阴平肝、助消化的功效。适用于便秘、痔疮、高血压等症。

凉拌竹笋尖

【来源】民间验方 偏方2

材料 竹笋350克，红椒20克。

调料 盐、味精各3克，醋10克。

　竹笋　　红椒

用法 竹笋去皮，洗净，切片，入开水锅中焯水后，捞出，沥干水分装盘。红椒洗净，切细丝。将红椒丝、醋、盐、味精加入笋片中，拌匀即可。

功效 本品具有清热利湿、消食通便的功效，适合湿热下注型的痔疮患者食用。

柿饼木耳糖水 ·········· 【来源】民间验方

偏方3

材料 柿饼50克，黑木耳60克，糖、水淀粉各适量。

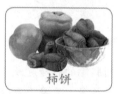
柿饼

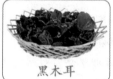
黑木耳

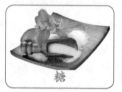
糖

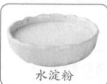
水淀粉

用法 将柿饼去蒂切成丁，黑木耳水发好撕成小块。将柿饼丁、碎木耳倒入锅中，注入适量水煮沸一段时间，用水淀粉勾芡，放入糖搅匀，煮开后盛入汤碗中即成。

功效 柿饼为柿的果实经加工而成。其性味甘涩、寒，具有涩肠、润肺、止血、和胃功效。《本草纲目》中记载："有健脾涩肠、治血止血之功"。《本草通玄》认为："止胃热口干、润心肺、消痰、治血淋、便血"。配以活血、止血、益气强身的木耳，常治疗吐血、咯血、血淋、肠炎、痢疾、痔漏等症。

绿豆糯米猪肠 ·········· 【来源】便民食疗

偏方4

材料 绿豆60克，糯米30克，猪大肠300克。

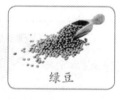
绿豆

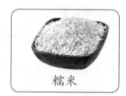
糯米

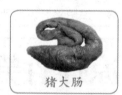
猪大肠

用法 先将猪大肠洗净，绿豆、糯米用水浸泡半小时，洗净，然后把绿豆、糯米灌入猪大肠内并加水适量，肠两端用线扎紧，放砂锅内加水煮2小时左右即可。隔日1次，连服7～8日为1个疗程。

功效 绿豆具有清热解毒之效；糯米可补中益气，健脾养胃，止虚汗；猪大肠可润燥、补虚、止渴止血。三者合用，能补中养气，清热解毒，通便止痢。适用于湿热下痢、便血、痔疮初起、脱肛等症。

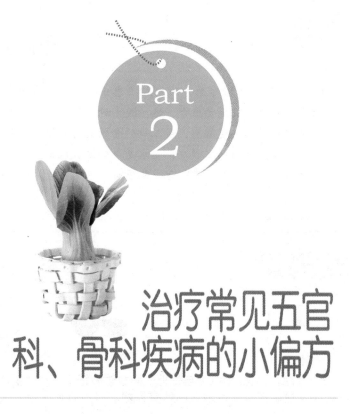

Part 2

治疗常见五官科、骨科疾病的小偏方

　　五官泛指脸的各部位，分别为听、视、嗅、味。通过这四种感觉，我们可以分辨外界事物的各种属性，通过它们我们也可以了解自身的状态。另外，外科疾病，诸如创伤、骨骼畸形和功能障碍，总让人疼痛难耐、坐立不安，必须解决它们，才能健康愉快地生活。本章向您介绍常见五官科及外科，尤其是骨科方面常见病症所适用的小偏方，它们精简、实用，疗效显著，希望患者朋友能从中获益。

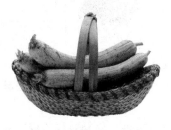

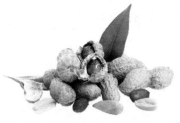

病例 1 牙痛

牙痛是指各种原因引起的牙齿疼痛，为口腔疾患中常见的症状之一。最常见的诱因就是食用冷、热、酸、甜的食物，由于牙齿出问题导致其过度敏感，对入口的食物就会比较"挑剔"，因此要尽量避免这些刺激。建议经常用盐水漱口，盐水是很好的收敛止血剂，可以去除口腔物质。常用温盐水漱口，对舒缓牙痛会有一定帮助。

生地煮鸭蛋
【来源】民间验方 偏方1

材料 生地50克，鸭蛋2个。

调料 冰糖适量。

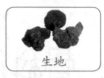
生地

鸭蛋

用法 将生地用清水浸泡，再把2个鸭蛋与生地一同放进砂锅中，加适量清水煮至蛋熟。取出鸭蛋剥去壳，然后再放入生地汤内续煮片刻。服用时加冰糖调味，吃蛋饮汤即可。

功效 生地具有清热、生津、养血的功效；鸭蛋清热凉血；冰糖滋阴去火。对风火牙痛、阴虚手心足心发热等有食疗功效。

花椒白酒
【来源】民间验方 偏方2

材料 花椒10克，白酒50毫升。

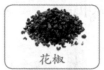
花椒

白酒

用法 将花椒加入适量的水中，煮约5分钟，加入50毫升白酒，待水温完全凉后，将花椒滤掉，再把白酒花椒水倒入洁净玻璃瓶中备用。牙痛时，用洁净棉签蘸此水后放到牙痛的部位，紧紧咬住，很快就能止疼。

功效 本方中花椒具有局部麻醉、止痛的作用，可用作止痛剂对症治疗，能迅速缓解龋齿痛。

绿豆荔枝汤

【来源】民间验方

偏方3

材料 绿豆100克，干荔枝7颗。

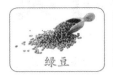
绿豆

干荔枝

用法 将绿豆洗净，沥干水分；荔枝剥去外壳，将二者放入锅中加适量清水同煮。待绿豆煮熟后，将荔枝、绿豆连同汤汁一起食用。

功效 绿豆具有消肿通气、清热解毒的功效；荔枝具有补脾益肝、理气补血、温中止痛、补心安神的功效。本方可清热祛火、消肿、解毒，善治风火牙痛。

莲心饮

【来源】民间验方

偏方4

材料 莲心6克，冰糖10克。

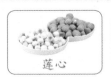
莲心

冰糖

用法 莲心洗净；锅中放入适量清水，加入莲心，先用武火煮沸，加入冰糖，续煮至冰糖完全溶化。待稍微冷却后，频频饮用即可。

功效 莲子心可清心去热，止血涩精；与冰糖搭配服用，可清心、安抚烦躁、祛火气，对轻度失眠、牙痛均有很好的治疗效果。

丝瓜姜汤

【来源】民间偏方

偏方5

材料 丝瓜500克，生姜100克。

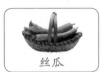
丝瓜

生姜

用法 选鲜嫩的丝瓜洗净，可以不用去皮，切段；生姜洗净后切成片，一同放入锅中，加适量清水煎煮2~3小时。每日喝汤，1天2次。

功效 丝瓜有清凉、利尿、活血、通经、解毒之效，与生姜搭配食用，可清热、消肿、止痛，可用于治疗牙龈肿痛、口干、鼻腔出血等症。

病例 2

牙周炎

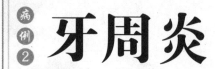

　　牙周炎主要是指成人牙周炎，35岁以后较为多见。其早期症状不明显，患者常常只有继发性牙龈出血或口臭的表现，随着炎症的进一步扩散，而出现牙周袋、牙龈溢脓、牙齿松动等症。当机体抵抗力降低、牙周袋渗液引流不畅时，就会形成牙周脓肿。由于早期多无明显自觉症状而易被忽视，待有症状时已较严重，甚至已不能保留牙齿。因此，当出现上述症状时，患者应尽快就诊和及时治疗。

野山菊足浴法

【来源】民间偏方 偏方1

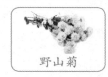

野山菊

材料 野山菊15克。

用法 将野山菊加适量清水烧开后倒出部分药液，留一部分药液在锅中继续加热。倒出的药液放凉，待其至45℃左右开始足浴。水温根据自己的耐受能力而调节。由于足浴过程中药液会慢慢变凉，可将留在锅中继续加热的药液逐步加入洗脚盆中。

功效 本方能有效祛虚火，可用于治疗咽喉肿痛、牙周炎等头面部反复发作的与虚火有关的疾病，还可提高免疫力，防治感冒。

金银花汤

【来源】民间验方 偏方2

金银花

材料 金银花20克。

用法 取金银花加入适量清水，先用武火烧开后，转文火略煮后盛出即可。每日1剂，一剂分早、晚两次煎服，连服4~5日。

功效 本品可清热解毒、疏利咽喉、消暑除烦，可用于暑热症、牙周炎、急慢性扁桃体炎等病症，副作用小，无论老人、小孩得了牙周炎，都可以选用。

银耳首乌粥

【来源】民间验方

偏方3

材料 银耳15克，何首乌15克，花生衣3克，粳米60克。

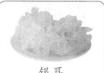
银耳

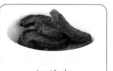
何首乌

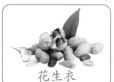
花生衣

粳米

用法 银耳洗净泡发，撕成小朵；何首乌、花生衣洗净；粳米洗净浸泡半小时。所有材料一起下锅煮成粥，每日1剂。

功效 银耳具有补脾开胃、益气清肠、滋阴润肺的功效；首乌可养血滋阴、润肠通便；花生衣可止血、散瘀、消肿。因此，本品具有补肾养阴、止血的功效，适用于牙周炎患者。

红枣枸杞粥

【来源】民间验方

偏方4

材料 粳米50克，红枣20克，枸杞10克。

调料 白糖适量。

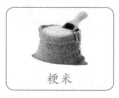
粳米

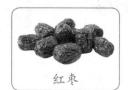
红枣

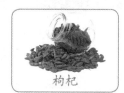
枸杞

用法 洗净食材，红枣切开，去除果核，再切成丁。砂煲中注入适量清水，用武火烧开，倒入洗好的粳米，用锅勺轻轻搅拌几下，使其均匀地散开，再倒入洗净的红枣、枸杞，搅拌匀，加盖煮沸后用中火煲煮约30分钟至粳米熟软，放入适量白糖，用锅勺拌匀，煮至白糖溶化，盛出煮好的红枣枸杞粥即成。

功效 本方可补肾健齿，"肾衰则齿脱，肾固则齿坚"，对牙齿疏松动摇、牙龈溃烂萎缩、溃烂缘微红肿等有很好的疗效。

病例3　口腔溃疡

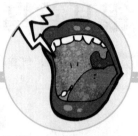

　　口腔溃疡又称为"口疮"，其大小可从米粒至黄豆大小、呈圆形或卵圆形，溃疡面凹陷、周围充血，并且有灼痛，食入刺激性食物后疼痛加剧，好发于唇、颊、舌缘等处，一般1~2周可以自愈。其发病与患者自身的免疫能力有着密切的关系，也与家族遗传有关。另外，复发性口腔溃疡常与缺乏B族维生素以及消化道疾病有关，如胃溃疡、十二指肠溃疡、慢性肝炎、肠炎等有关，原发性口腔溃疡的诱因可能是局部创伤、精神紧张、食物上火及维生素或微量元素缺乏等。大人、小孩均可患此病。

乌梅甘草饮

【来源】民间验方　偏方1

材料　乌梅肉、生甘草、沙参、麦冬、桔梗、玄参各10克，蜂蜜适量。

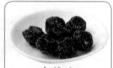
乌梅肉

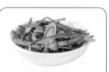
生甘草

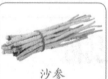
沙参

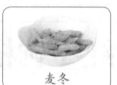
麦冬

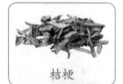
桔梗

玄参

蜂蜜

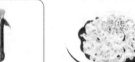

用法　将乌梅肉、生甘草、沙参、麦冬、桔梗、玄参分别洗净，备用。将洗净的药材放入炖盅内，然后加入适量的清水，用文火蒸煮大约5分钟。取汁倒入杯中加入适量蜂蜜，搅拌均匀等稍凉后即可饮用。每日3次，温热服食。

功效　乌梅肉具有敛肺、涩肠、生津、安蛔的功效；甘草可补脾益气、清热解毒、缓急止痛；沙参、麦冬、桔梗等都可滋阴清热。因此，本品能清热泻火、生津止渴，可辅助治疗口腔溃疡等症。

绿豆粥

【来源】民间验方

偏方2

材料 绿豆100克，小米50克。

调料 白糖适量。

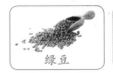
绿豆

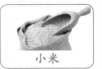
小米

用法 锅中注入约450毫升清水烧热，放入洗好的小米和绿豆，拌匀铺开，再盖好锅盖，煮沸后用文火续煮30分钟，至食材熟软、熟透。揭下盖子，匀速搅拌一小会儿，以免煳锅，再撒上白糖，煮至白糖溶化，盛入碗中即成。

功效 本品可清热解毒、利尿消肿、润喉止咳，用于治疗口腔溃疡。

胡萝卜苦瓜汤

【来源】民间验方

偏方3

材料 胡萝卜1根，苦瓜350克。

调料 盐适量。

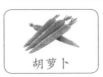
胡萝卜

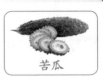
苦瓜

用法 胡萝卜洗净去皮，切片备用。苦瓜洗净去籽，切片。锅中放入适量水，开中火，将苦瓜、胡萝卜放入锅内煮，待水滚后转文火将材料煮熟，加入少许盐调味即可食用。

功效 此方具有清热解毒、消肿、增强免疫力的功效，对加速口腔溃疡的愈合有很好的食疗作用。

赤小豆薏米汤

【来源】民间验方

偏方4

材料 赤小豆100克，薏米100克。

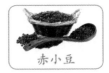
赤小豆

薏米

用法 先将赤小豆、薏米分别洗净，浸泡数小时。然后将锅置于火上，加水500毫升，武火煮开，再倒入赤小豆、薏米用文火煮烂即可。可分3次食用。

功效 赤小豆具有利水消肿、解毒排脓等功效；薏米可健脾利湿、清热排脓。因此，本品可清热解毒、健脾利尿，适合口腔溃疡患者食用。

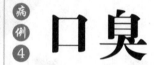

病例4 口臭

口臭是指从口腔所散发出的臭气。口腔局部疾患是导致口臭的主要原因，但某些严重系统性疾病也可能有口臭等口腔表现。除了针对性治疗相关疾病外，加强口腔卫生也是很重要的。如选择正确的刷牙方法，每天至少刷 2 次，并养成进食后漱口的习惯。另外，进行舌面清洁也是非常重要的。

薄荷粥

【来源】《医余录》 偏方1

薄荷叶

粳米

材料 薄荷叶10克，粳米100克。

用法 取薄荷叶洗净，放入锅内加适量清水用武火烧开，立即取汁待用。将粳米淘净，加适量清水，也用武火煮至米粒熟软。将薄荷汁倒入粥中，继续煮至沸腾即成。

功效 此方有通关节、利咽喉、令人口香之功，多用于清除口臭，另外它还具有止咳嗽、发汗、消食、下气、去舌苔之效。

桂菊茶

【来源】民间验方 偏方2

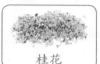
桂花

菊花

材料 桂花6克，菊花6克。

用法 取桂花和菊花，加入适量开水冲泡，加盖闷约4~5分钟，待菊花瓣舒展开后即可饮用。每天1剂，分2~3次冲泡，代茶饮用。

功效 菊花清热解毒；桂花清香解口臭。本茶饮适用于胃热上蒸型口臭患者，有芳香清胃的效果。

桂花杏仁茶 ———————— 【来源】民间验方

材料 绿茶水100毫升，杏仁4克，桂花2克。

调料 冰糖25克。

 绿茶水　 杏仁　 桂花

用法 先将泡好的绿茶水滤入碗中备用。锅中倒入约800毫升清水烧开，放入洗净的杏仁，倒入绿茶水，再撒上洗好的桂花，轻轻搅拌几下，盖上锅盖，转文火煮约15分钟后揭开盖，放入冰糖，再盖上锅盖，煮约2分钟至冰糖完全溶入汤汁中即可饮用。

功效 本方可养心润肺、杀菌消炎、清新口气，对于治疗口臭有较好效果。

莲子萝卜汤 ———————— 【来源】民间验方

材料 莲子30克，白萝卜250克。

调料 白糖适量。

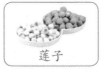 莲子　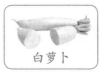 白萝卜

用法 将莲子去心，洗净；白萝卜洗净，切片，备用。锅内加适量水，放入莲子，武火烧沸，改用文火煮10分钟，再放入萝卜片，小火煮沸5分钟。最后调入白糖即可食用。

功效 本品具有抑制口腔细菌生长，消除食积的作用，适合于口腔溃疡、胃肠食积导致口臭的患者食用。

薄荷姜糖水 ———————— 【来源】民间验方

材料 老姜30克，薄荷叶3克。

调料 红糖30克。

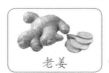 老姜　 薄荷叶

用法 老姜去皮，洗净，切片。锅中倒入800毫升水烧热，下入洗净的薄荷叶，用武火煮沸后转文火煮约10分钟至薄荷散发出香味。倒入姜片，拌匀，文火炖10分钟，放入红糖炖至完全溶化即可。

功效 薄荷具有消炎镇痛、止痒解毒、疏散风热的功效；老姜解表散寒、温中止呕、温肺止咳、化痰止咳，解毒。本方适用于脾虚上火所致的口臭。

咽喉肿痛

病例 5

咽喉肿痛是口咽和喉咽部病变的主要症状，以咽喉部红肿疼痛、吞咽不适为特征，中医又称"喉痹"。其病因临床有内、外之分，外因多为风寒之邪，或风热之邪，《温病条辨》曰"温邪上受，首先犯肺"，咽喉居上，首先感受外邪；内因多为素体阴虚，又嗜食辛辣煎炒，痰热循经上扰咽喉，清道失利所致。针对上火、咽炎、咽喉炎、扁桃体炎等引起的喉咙肿痛，进行中医药调理，可以改善和预防咽喉肿痛。

薄荷糖

【来源】《本草纲目》 偏方1

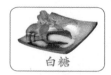
白糖

薄荷

材料 白糖500克，薄荷叶30克

用法 将薄荷叶磨成粉；将白糖放入锅中，加少量水，用文火熬至变稠，倒入薄荷粉，用勺搅匀，继续用文火熬至可以用勺挑起丝（但不粘手）时，即可停火。然后再将熬好的糖倒入抹有食油的大盘中，待稍凉后，用刀切成小块，即可食用。随时服用。

功效 本方具有疏风散热、清头目、利咽喉、透疹、解郁的功效，适用于风热所致的咽喉肿痛。

烤广柑

【来源】民间偏方 偏方2

鲜广柑

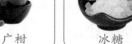
冰糖

材料 鲜广柑1个，冰糖少许。

用法 广柑在蒂部打一个小洞，塞入冰糖，用湿纸把洞封好，放在火上烧，待皮焦后即可。去皮后食用。

功效 此品具有开胃消食、生津止渴、理气化痰、解毒醒酒的功效，适用于感冒所致的咽喉肿痛。

天冬银耳滋阴汤

偏方3

【来源】民间偏方

材料 银耳50克，天冬20克，红枣15克，枸杞10克。

调料 冰糖适量。

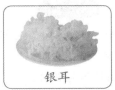
银耳

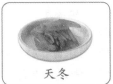
天冬

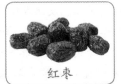
红枣

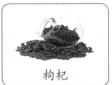
枸杞

用法 银耳用温水泡开，洗净，撕成小朵。天冬、红枣、枸杞分别洗净。汤锅加入适量清水，上火加热，放入银耳、天冬、红枣、枸杞，煮至熟，再加入冰糖调味即可。

功效 天冬具有养阴清热、润肺滋肾的功效。用于治疗阴虚发热、肺痈、咽喉肿痛等症；银耳滋阴润燥，红枣、枸杞滋补肝肾。本方清热化痰、润肺止咳，适用于咽喉肿痛。

百合生地粥

偏方4

【来源】民间验方

材料 生地30克，百合、粳米各50克。

调料 白糖适量。

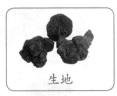
生地

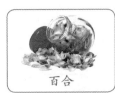
百合

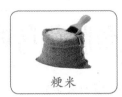
粳米

用法 先将生地洗净，加850毫升水，用武火煮至沸腾后改用文火续煮15分钟左右，然后去渣留汁于锅中待用，再将百合和粳米放入生地汁中文火慢熬至粥成，加入适量白糖调匀，即可食用。

功效 本品具有清热生津、养心安神的功效，适用于治疗肺胃阴伤、咽喉肿痛、咳声嘶哑等症。

病例 6 扁桃体炎

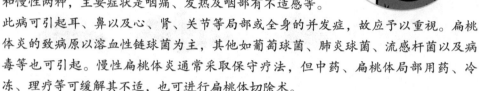

扁桃体炎是指扁桃体发生的炎症。临床上分为急性和慢性两种，主要症状是咽痛、发热及咽部有不适感等。此病可引起耳、鼻以及心、肾、关节等局部或全身的并发症，故应予以重视。扁桃体炎的致病原以溶血性链球菌为主，其他如葡萄球菌、肺炎球菌、流感杆菌以及病毒等也可引起。慢性扁桃体炎通常采取保守疗法，但中药、扁桃体局部用药、冷冻、理疗等可缓解其不适，也可进行扁桃体切除术。

绿豆雪梨粥 ——————— 【来源】民间验方 偏方1

材料 水发绿豆100克，水发粳米120克，雪梨100克。

调料 冰糖20克。

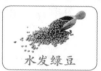
水发绿豆

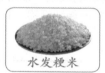
水发粳米

雪梨

用法 先将洗好去皮的雪梨切开，去核，切成块，再切成丁。砂锅中注入适量清水烧开，放入绿豆、粳米搅匀，盖上盖烧开后文火煮30分钟，掀开盖，倒入雪梨，加入适量冰糖，搅匀煮至溶化，持续搅动拌匀，盛出装入碗即可。

功效 本方可清热解毒、滋阴降火，对于扁桃体炎所致的咽喉肿痛、喑哑声嘶有很好的食疗效果。

鱼腥草乌鸡汤 ——————— 【来源】民间验方 偏方2

材料 鱼腥草30克，乌鸡半只，蜜枣5颗。

调料 盐、味精各适量。

鱼腥草

乌鸡

蜜枣

用法 鱼腥草洗净；乌鸡洗净，斩件；蜜枣洗净。锅中加水烧沸，下入鸡块焯去血水后，捞出。锅内加入1000毫升水，煮沸后加入以上所有用料，武火煲开后，改用文火煲2小时，加调味料即可。

功效 本方具有清热解毒、消肿排脓的功效，适用于扁桃体炎、肺炎患者，急、慢性气管炎者，尿路感染患者，消渴、心腹疼痛者。

偏方3

米醋金银花膏

【来源】民间验方

材料 米醋15克，金银花5克，桔梗2克，鸡蛋1个。

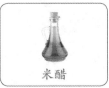
米醋

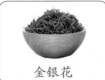
金银花

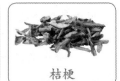
桔梗

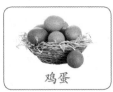
鸡蛋

用法 锅中加入适量清水，加入米醋，用武火煮沸，然后加入金银花、桔梗，共煮三四分钟后滤出药液备用。取生鸡蛋1个打一小孔，倒出蛋清，注入醋药汁搅匀，放在火上熬成膏状，食时用筷子挑一小块入口，每隔20分钟含化一次。

功效 此方具有清热解毒、杀菌消炎、消食开胃的功效，适用于各种热性病，如身热、发疹、发斑、热毒疮痈、咽喉肿痛、扁桃体炎等症。

偏方4

橄榄萝卜蒲公英粥

【来源】《河北中医》

材料 橄榄50克，白萝卜100克，蒲公英15克，粳米50克。

调料 盐、味精各适量。

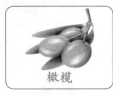
橄榄

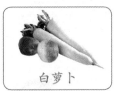
白萝卜

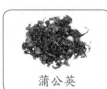
蒲公英

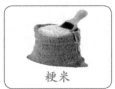
粳米

用法 将橄榄、白萝卜、蒲公英一同洗净，捣烂，装入小布袋中，加水适量，水煎20分钟后，捞去药袋，再加入淘净的粳米，温开水适量，煮成稀粥，加入盐和味精调味即可。日服2次，当日服完。

功效 橄榄具有清热、利咽、生津、解毒的功效；白萝卜清热生津、凉血止血；蒲公英有清热解毒、消肿散结的作用。三者与粳米一同煮粥食用，可解毒化浊、利咽排脓，主治化脓性扁桃体炎。

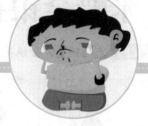

病例7 鼻出血

鼻出血也称为鼻衄，可由鼻部疾病引起，也可由全身疾病所致。鼻出血多为单侧，少数情况下可出现双侧鼻腔出血。出血量多少也不一，轻者仅为涕中带血，重者可引起失血性休克，反复鼻腔出血可导致贫血。引起鼻衄的原因很多，可因鼻腔本身疾病引起，也可因鼻腔周围或全身性疾病诱发。少年儿童、青年人鼻衄多发生于鼻中隔前下部的易出血区，中老年人的鼻腔出血，常常与高血压和动脉硬化有关，出血部位多见于鼻腔后部。

绿豆鲜藕汤

【来源】民间偏方 偏方1

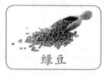
绿豆

鲜莲藕

材料 绿豆50克，鲜莲藕200克。

用法 先将鲜莲藕洗净、切片备用。绿豆洗净，放入砂锅，足量加水，武火煮沸后，改用文火煨煮30分钟，待绿豆熟烂，放入藕片，继续用文火煨煮30分钟，至绿豆酥烂、藕熟、汤汁黏稠即成。早晚2次分服。

功效 绿豆可清热解毒、消肿；莲藕清凉润肺、止血散瘀。本方适用于鼻出血。

甘蔗雪梨汁

【来源】民间偏方 偏方2

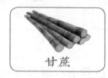
甘蔗

雪梨

材料 甘蔗2000克，雪梨1000克。

用法 先将甘蔗洗净，去皮，切成2厘米长的小段，榨汁，过滤，备用。将雪梨洗净，去皮，切成小块，放入榨汁机中榨成浆汁，用洁净纱布过滤，取汁放入容器中，加入甘蔗汁，混合均匀即成。早晚2次分服。

功效 此方具有凉血止血、滋阴润燥、清热解毒、润肤润肠的功效，适用于鼻出血者。

偏方3

百合黄芩蜂蜜饮 ———————————— 【来源】民间偏方

材料 鲜百合100克，黄芩20克，蜂蜜20克。

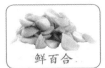
鲜百合

黄芩

蜂蜜

用法 黄芩洗净，切片，放入砂锅，加水煎煮30分钟，过滤取汁。百合择洗干净，放入砂锅，加水适量，武火煮沸后，改用文火煨煮至百合酥烂，加入黄芩汁，再煮至沸，离火，趁温热调入蜂蜜，拌和均匀即成。早晚2次分服。

功效 本食疗方具有清热解毒、凉血止血、宁心安神的功效，对肺热上壅型鼻出血尤为适宜。

偏方4

鲜芦根饮 ———————————————— 【来源】民间验方

材料 鲜芦根150克，蜂蜜20克。

鲜芦根

蜂蜜

用法 鲜芦根洗净，切成段，放入砂锅，加水浸泡片刻，煎煮30分钟，用洁净纱布过滤取汁，放入容器，加入蜂蜜调味即成。早晚2次分服。

功效 芦根具有清热生津、除烦、止呕、利尿的功效，加入蜂蜜同服，对肺热上壅型鼻出血尤为适宜。

偏方5

蜜饯鲜桑葚 ———————————————— 【来源】民间偏方

材料 新鲜成熟桑葚500克，蜂蜜150克。

桑葚

蜂蜜

用法 将桑葚拣杂洗净，去蒂柄，入锅，加水少许，用文火熬至汤汁将干时加入蜂蜜，再煮沸即成。当做蜜饯随意服食，每日服食以50克为宜。

功效 桑葚具有滋阴补血、生津润燥的功效；蜂蜜可调补脾胃、缓急止痛、润肺止咳、润肠通便、润肤生肌。常食此品对肝肾阴虚型鼻出血尤为适宜。

病例 8 鼻炎

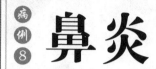

　　单纯性鼻炎的主要症状有鼻塞、流涕、打喷嚏、头痛、头昏，有伴鼻痒感，还可伴有头痛，记忆力下降等。

过敏性鼻炎的典型症状有：鼻痒、喷嚏连连、清水样鼻涕流不止、间歇性鼻塞等。本病多发生于我国南方地区人群。治疗过敏性鼻炎应抵抗变态反应，缓解过敏症状。患者应忌食辛辣、性热助火的食物，以免加重病情。

菊花栀子饮 ————————————————【来源】民间偏方

偏方1

材料 菊花、栀子、枸杞各10克，薄荷、葱白各3克，蜂蜜适量。

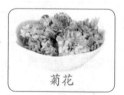
菊花

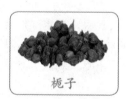
栀子

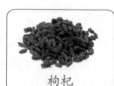
枸杞

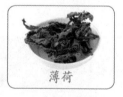
薄荷

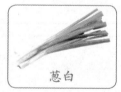
葱白

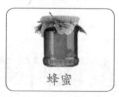
蜂蜜

用法 将葱白洗净，切段；将菊花、栀子、薄荷、枸杞用清水冲洗一遍，再用沸水冲泡，取汁去渣，最后加蜂蜜调匀。此品可代茶频饮，每日1剂，连用3～5日可起到很好的功效。

功效 菊花可清热解毒；栀子有泻火除烦，消炎祛热、清热利尿、凉血解毒之功效。二者与薄荷、葱白、枸杞等同食，可清热解毒、泻火除烦、平肝明目，适用于风热感冒、头痛眩晕、目赤肿痛、眼目昏花、火热炎上所致的鼻炎。

石斛粥
【来源】民间偏方

材料 鲜石斛20克，粳米30克。

调料 冰糖适量。

 鲜石斛
 粳米

用法 先将鲜石斛加适量清水煎煮，去渣取汁；粳米洗净，浸泡半小时；用药汁熬粳米成粥，加入冰糖，早晚服食。

功效 此品具有益胃生津、滋阴清热的功效；冰糖可润肺、止咳、清痰、去火，二者合用煮粥，适用于干燥性鼻炎患者自觉鼻内干燥不适，或有刺痒、异物感，常引起喷嚏，易出血等患者。

芝麻蜂蜜粥
【来源】民间验方

材料 芝麻50克，粳米200克，蜂蜜50克。

 芝麻
 粳米
 蜂蜜

用法 先将芝麻炒熟，研成细末；粳米洗净，用文火熬至米开花后，加入芝麻末和蜂蜜，熬至粥成。早晚食用。

功效 黑芝麻具有补肝肾、滋五脏、益精血、润肠燥等功效；蜂蜜能滋养、润燥、解毒、美白养颜、润肠通便，二者与粳米一起煮粥，可滋阴润燥，适用于干燥性鼻炎、便秘等症。

辛夷花煲鸡蛋
【来源】民间验方

材料 辛夷花15克，甘草10克，鸡蛋2个。

 辛夷花
 甘草
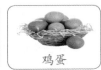 鸡蛋

用法 将辛夷花、甘草分别洗净，放入锅中，加适量水。鸡蛋洗净，放入锅中，待鸡蛋熟后，去壳再煮片刻，饮汤吃蛋。隔日1次。

功效 辛夷花性温、味辛，入肺、胃经，有散风寒、通鼻窍之功效，本品辛香温散，质轻气薄，有助于治疗鼻渊或各种原因引起的头痛、鼻塞等症。甘草缓和药性，两者配伍，对鼻炎有较很好疗效。

偏方5

蜂蜜萝卜姜枣饮 ———————— 【来源】民间偏方

材料 白萝卜5片，生姜9克，红枣9克，蜂蜜15克。

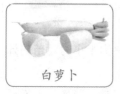 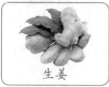 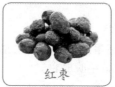 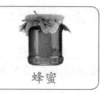

白萝卜　　　　　生姜　　　　　红枣　　　　　蜂蜜

用法 将白萝卜、生姜、红枣分别洗净；白萝卜切片；生姜切片，将三者入锅，加适量水煎沸约30分钟，去渣，降温到60℃（温热）时加蜂蜜即可。代茶饮用，每日1剂，连用3~5日。

功效 白萝卜有清热生津、凉血止血、化痰止咳等作用；生姜有散风寒、止呕下气作用；红枣有和胃养血及调和药物作用；蜂蜜则有润燥止咳作用。四者合用，适用于鼻干、鼻痒等不适症。

偏方6

黄芪百合饮 ———————— 【来源】民间偏方

材料 生黄芪20克，百合20克，红枣20枚，红糖适量。

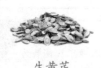 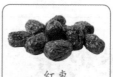 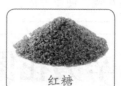

生黄芪　　　　　百合　　　　　红枣　　　　　红糖

用法 红枣洗净，去核，撕成两半；黄芪、百合冲洗干净。红枣、黄芪、百合一起下入锅中，加适量清水煎煮，最后加入红糖调味。每天分两次服用，喝汤吃百合、红枣。鼻炎发作时一般服用2~3天即见效，季节交替时服用，有预防复发的效果。如能长期坚持服用，部分患者有望治愈。

功效 此方可增强抵抗力，抗过敏，安神，适宜过敏性鼻炎患者饮用。

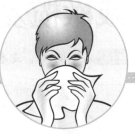

病例9 失音、声音嘶哑

　　声音嘶哑又称声嘶，是喉部（特别是声带）病变的主要症状，多由喉部病变所致，也可因全身性疾病所引起。声嘶的程度因病变的轻重而异，轻者仅见音调变低、变粗；重者发声嘶哑甚至只能发出耳语声或失音。由于工作性质关系用嗓过度、发声不当引起声带息肉、声带小结所致声嘶是职业经理人、商务代表、教师、音乐工作者等最常见的现代职业病。另外，长期处于粉尘等中污染环境的人群也容易发生此病。

冰糖雪梨 ——————————————— 【来源】民间偏方
偏方1

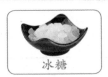
冰糖

雪梨

材料 冰糖50克，雪梨2个。

用法 将梨洗净切块，同冰糖共放入锅中加水煮烂，每日分两次服用。亦可将梨洗净切块，绞取汁液，徐徐咽下，每次1小杯，有同等功效。

功效 冰糖具有润肺、止咳、清痰、去火的作用；雪梨可润肺清燥、止咳化痰、养血生肌，二者合用，适用于治疗声音嘶哑，对嗓子有保护作用。

胖大海饮 ——————————————— 【来源】民间偏方
偏方2

胖大海

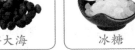
冰糖

材料 胖大海5枚，冰糖适量。

用法 将胖大海洗净，同冰糖放入碗内，冲入开水，加盖浸泡30分钟后饮用。每天上、下午各1次。

功效 此品具有清热、解毒、润肺的功效，适用于治疗干咳音哑、咽干喉痛及扁桃体炎、牙龈肿痛等症。

咸橄榄麦冬饮 ···【来源】民间偏方

偏方3

材料 咸橄榄4枚，麦冬30克，芦根20克，蜂蜜适量。

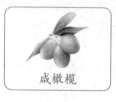
咸橄榄

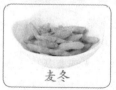
麦冬

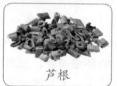
芦根

蜂蜜

用法 将咸橄榄、麦冬、芦根洗净后一同放进锅中，加两碗半的清水，武火煎至水只剩下1碗后，滤去药渣，留汁，加入蜂蜜调味，分数次服用。

功效 咸橄榄可生津液、除烦热、开胃降气、清咽止渴、解毒醒酒；麦冬可养阴生津、润肺清心；芦根可清热生津、除烦、止呕、利尿。三者合用，适用于慢性咽炎，咽部有异物感者。

薄荷西米粥 ···【来源】民间偏方

偏方4

材料 薄荷叶15克，西米100克，灵芝10克，枸杞适量。

调料 盐、味精各适量。

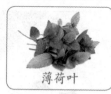
薄荷叶

西米

灵芝

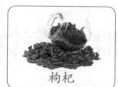
枸杞

用法 西米洗净，用温水泡至透亮；薄荷叶洗净，切碎；灵芝、枸杞洗净。锅置火上，注入清水后，放入西米用武火煮至米粒开花。放入薄荷叶、灵芝、枸杞，改用文火煮至粥熟，调入盐、味精即可。

功效 此粥具有疏风散热、清头目、利咽喉、透疹、解郁的功效，适合咽喉肿痛、干咳、声音嘶哑等患者食用。

大海生地茶 ——————————— 【来源】民间偏方

偏方5

材料 胖大海5枚，生地12克，冰糖30克，茶适量。

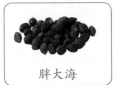
胖大海

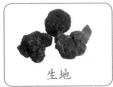
生地

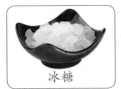
冰糖

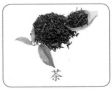
茶

用法 上药共置热水瓶中，沸水冲泡半瓶，加盖闷15分钟左右，不拘次数，频频代茶饮。根据患者的饮量，每日2~3剂。

功效 本方清肺利咽、滋阴生津。用于慢性咽喉炎属肺阴亏虚者，如声音嘶哑、喉中燥痒或干咳、喉部暗红、声带肥厚，甚则声门闭合不全、声带有小结、舌红苔少等。对于肺阴不足、虚火上炎之慢性喉炎而兼大便燥结者，用之最宜。

山楂利咽茶 ——————————— 【来源】民间偏方

偏方6

材料 生山楂20克，丹参20克，夏枯草15克，蜂蜜适量。

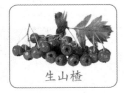
生山楂

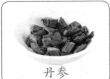
丹参

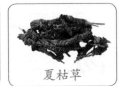
夏枯草

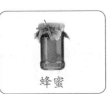
蜂蜜

用法 山楂洗净，去核，切成小块；丹参、夏枯草用清水清洗一遍。山楂、丹参、夏枯草一同放入锅中，加入适量清水煎煮30分钟后，滤取药汁，加入蜂蜜搅匀即可饮用。一日数次，当茶频饮。

功效 山楂可开胃、消食、活血化瘀；丹参可活血通经、排脓生肌；夏枯草可清泄肝火、散结消肿、清热解毒、祛痰止咳。本品适用于慢性咽炎而咽部淋巴滤泡增生明显者。

病例⑩ 耳鸣、耳聋

　　耳鸣是指病人自觉耳内鸣响，如闻蝉声，或如潮声。耳聋是指不同程度的听觉减退，甚至消失。耳鸣可伴有耳聋，耳聋亦可由耳鸣发展而来。引起耳鸣耳聋的原因很多，如药物使用不当，对耳蜗神经造成损害；血管痉挛、过度疲劳、内分泌失调等原因会引起内耳供血不足、组织缺氧、代谢紊乱导致耳神经感受器损害而造成听力下降。耳鸣耳聋多发于中老年人，也有少数先天性耳聋患者。

黑豆猪肾汤

【来源】民间偏方　偏方1

材料 猪肾2枚，黑豆60克。

调料 盐适量。

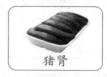
猪肾

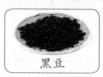
黑豆

用法 将猪肾处理干净，切片；黑豆洗净，浸泡片刻。猪肾和黑豆一起入锅，加水适量，煲烂熟，加入盐调味，佐膳服食。

功效 黑豆具有补脾、利水、解毒的功效；猪肾可补肾疗虚、生津止渴。二者合用，对肾虚所致耳鸣耳聋有辅助治疗作用。

菖蒲甘草汤

【来源】民间偏方　偏方2

材料 石菖蒲20克，生甘草10克。

石菖蒲

生甘草

用法 以上药材先用冷水浸泡1小时，然后水煎，分2次服用，每日1剂，10天为1个疗程，一般1~2个疗程即可痊愈。

功效 石菖蒲具有化湿开胃、开窍豁痰、醒神益智之效；生甘草可补脾益气、清热解毒、祛痰止咳、缓急止痛、调和诸药。二者合用，可治疗耳鸣。

人参鹌鹑蛋

————————————————【来源】民间偏方

偏方3

材料 人参7克，黄精10克，鹌鹑蛋12个。

调料 高汤、白糖、盐、酱油、味精、醋、麻油、水淀粉各适量。

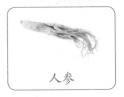
人参

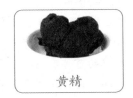
黄精

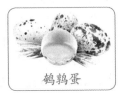
鹌鹑蛋

用法 将人参洗净，焖软，切段，放瓷碗中加水蒸2次，滤取汁液；将黄精煎两遍，取其滤液，与人参液合在一起。将鹌鹑蛋洗净，煮熟去壳，分一半用药汁、盐、味精腌渍15分钟，另一半用麻油炸成金黄色备用；另用小碗把高汤、白糖、盐、酱油、味精、醋、药汁、水淀粉兑成汁。另起锅，将所有的鹌鹑蛋同兑好的汁一起下锅，翻炒均匀，淋麻油后即可出锅。

功效 本品可补充铁元素，还能补益肝肾，适合肾虚以及耳鸣、耳聋患者食用。

二参清鸡汤

————————————————【来源】民间偏方

偏方4

材料 红参20克，桂圆肉15克，西洋参10克，鸡肉500克。

调料 盐适量。

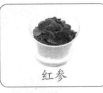
红参

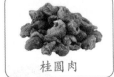
桂圆肉

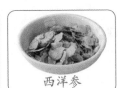
西洋参

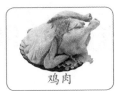
鸡肉

用法 红参、西洋参洗净，浸泡2小时；桂圆肉洗净；鸡肉洗净，斩块，入沸水中汆去血水。将2000毫升清水放入瓦煲内，煮沸后加入鸡块、红参、桂圆肉、西洋参，武火煲开后，改用文火煲3小时，加盐调味即可。

功效 本品具有温中益气、补精填髓的功效，对因肾精不足所致的耳聋耳鸣有辅助治疗作用。

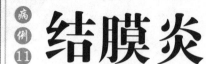

病例 11 结膜炎

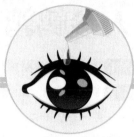

　　结膜炎多是双眼先后发病。患病早期，病人感到双眼发烫、烧灼、眼红，紧接着眼皮红肿、眼眵多、怕光、流泪，早晨起床时，眼皮常被分泌物粘住，不易睁开。有的病人结膜上出现小出血点或出血斑，分泌物呈脓液性，严重的可伴有头痛、发热、疲劳、耳前淋巴结肿大等全身症状。结膜炎为季节性传染病，好发生在夏秋季，传染性极强，常可暴发流行。

苦瓜木贼草汤

【来源】民间偏方　偏方1

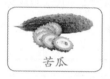
苦瓜

木贼草

材料　苦瓜250克，木贼草15克。

用法　苦瓜去籽，洗净，切薄片，木贼草切3～5厘米长短节，两味同时放入砂锅，注入清水，文火煎至两碗，将渣滤去服用。早晚各1次，3天1个疗程。

功效　苦瓜性寒、味苦，具有解毒、明目的功效；木贼草可清肝明目、止血、利尿通淋。二者合用，对红眼病有一定的食疗效果。

海带决明汤

【来源】民间偏方　偏方2

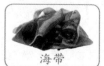
海带

草决明

材料　海带25克，草决明12克。

用法　海带用水浸软泡发，洗净后切成丝，放入锅中，加适量水与草决明共煮成汤。早上空腹食用，食海带喝汤。

功效　海带可消痰软坚、泄热利水、止咳平喘、降脂降压、散结抗癌；决明子清肝火、祛风湿、益肾明目。二者合用，对结膜炎有一定辅助治疗作用。

芹菜杞叶粥 ———————————— 【来源】民间偏方

材料 新鲜芹菜叶60克，新鲜枸杞叶30克，粳米80克。

调料 盐适量。

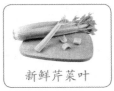
新鲜芹菜叶

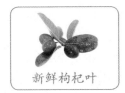
新鲜枸杞叶

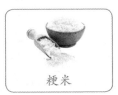
粳米

用法 将芹菜洗净切碎，枸杞叶洗净，与粳米一同放入砂锅，加适量水煮成粥，将熟时加少量盐调味。现煮现吃，早晚温热食。需坚持食用。

功效 芹菜具有平肝清热、祛风利湿、除烦消肿、凉血止血、解毒宣肺、健胃利血、清肠利便、润肺止咳、降低血压、健脑镇静的功效；枸杞叶可清热止渴、祛风明目。二者合煮成粥，适用于肝火上升所致的结膜炎、高血压及糖尿病等疾病。

桑白皮薏米粥 ———————————— 【来源】民间偏方

材料 蜜炙桑白皮50克，薏米20克，粳米100克。

调料 白糖适量。

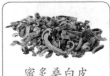
蜜炙桑白皮

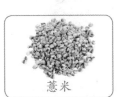
薏米

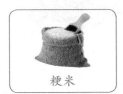
粳米

用法 桑白皮、薏米、粳米分别洗净，以水浸泡片刻。把桑白皮放入锅中，熬煎两次，弃渣留汤，加入薏米、粳米，煮之熟烂，可加入适量白糖调味。

功效 中医认为红眼病是因肺胃积热，复感风热之邪，内外相合，上攻白睛，以致猝然发病。桑白皮具有利尿作用，泻肺平喘、行水消肿的功效；薏米可健脾渗湿，除痹止泻。二者合煮成粥，对结膜炎患者有食疗作用。

病例⑫ 眼睛疲劳

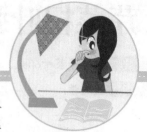

　　眼睛疲劳是目前眼科常见的一种疾病，患者的症状多种多样，常见的有近距离工作不能持久，出现眼及眼眶周围疼痛、视物模糊、眼睛干涩、流泪等，严重者头痛、恶心、眩晕。它不是独立的疾病，而是由于各种原因引起的一组疲劳综合征。目前，该病主要是由于人们平时全神贯注看电脑屏幕时，眼睛眨眼次数减少，造成眼泪分泌相应减少，同时闪烁荧屏强烈刺激眼睛而引起的。

枸杞山药粥 ————————————【来源】民间偏方

偏方1

材料 枸杞5克，桑葚5克，山药5克，红枣5枚，粳米100克。

调料 白糖适量。

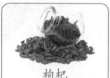
枸杞

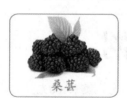
桑葚

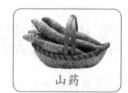
山药

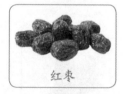
红枣

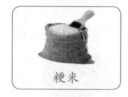
粳米

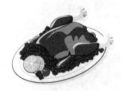

用法 粳米洗净，浸泡半小时；山药洗净、去皮，切成小块；红枣洗净、去核，掰成两半；枸杞、桑葚洗净。把粳米倒入锅中，加入适量清水，待沸腾后，加入以上材料，直至粥熟即可，依个人口味，可加入适量白糖调味。

功效 此方中的枸杞具有辅助降血脂、抗氧化、滋阴补肾、养肝明目、缓解疲劳、增强免疫力等功效；桑葚能补肝肾；山药、红枣健脾胃。视力疲劳者如能每日早晚两餐，较长时间服用，既能消除眼疲劳症状，又能增强体质。

黑豆核桃冲牛奶 ————————— 【来源】民间验方

偏方2

材料 黑豆500克，核桃仁500克，牛奶1包，蜂蜜1匙。

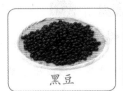
黑豆

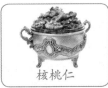
核桃仁

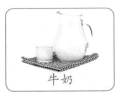
牛奶

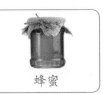
蜂蜜

用法 将黑豆炒熟，冷却后磨成粉；核桃仁炒微焦，待冷后捣成泥；取黑豆粉、核桃仁泥各1匙，放入煮沸后的牛奶中，搅拌均匀，稍放凉后加1匙蜂蜜调味。每天早餐后服用，或与早点共食。

功效 黑豆具有补脾、利水、解毒的功效；核桃仁可补肾温肺、润肠通便；与牛奶、蜂蜜同食，可增强眼内肌力，加强调节功能，改善眼疲劳的症状。

枸杞桂圆饮 ————————— 【来源】民间验方

偏方3

材料 枸杞5克，桂圆肉6克，绿茶3克，冰糖适量。

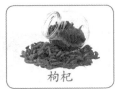
枸杞

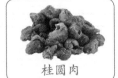
桂圆肉

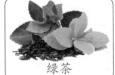
绿茶

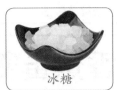
冰糖

用法 将枸杞、桂圆肉冲洗一遍，加适量水煎煮，留取汁液冲泡绿茶，饮用时可适当加冰糖调味。

功效 枸杞富含胡萝卜素、维生素和钙、磷、铁等微量元素，可养肝明目、缓解眼疲劳。桂圆肉富含维生素B_2、维生素C和蛋白质，可益心脾、补气血、安神。与绿茶、冰糖一起泡茶饮用，可缓解眼睛疲劳。

熊猫眼

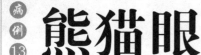

　　熊猫眼即是"黑眼圈"，是由于经常熬夜，情绪不稳定，眼部疲劳、衰老，静脉血管血流速度过于缓慢，眼部皮肤红细胞供氧不足，静脉血管中二氧化碳及代谢废物积累过多，形成慢性缺氧、血液较暗，并形成滞流，以及造成眼部色素沉着而导致。黑眼圈形成后应对症下药，请教医生，找出病因，及时治疗。

猪肝汤

偏方1

【来源】民间验方

材料 党参10克，黄芪15克，猪肝300克。

调料 枸杞5克，盐2小匙，味精、鸡精各适量。

党参

黄芪

猪肝

用法 将猪肝洗净切片，加盐腌渍10分钟。党参、黄芪、枸杞用清水洗净，然后将党参、黄芪、枸杞放入锅中，加适量水，煮沸时放入猪肝，煮熟后调味即可。

功效 猪肝具有补肝明目、滋阴养血的功效；黄芪具有补肾、益气固表之效；党参可补中益气，枸杞能养肝明目、缓解眼疲劳。四者搭配煮成汤食用，补气养血，有助于缓解黑眼圈。

香蕉蛋羹

偏方2

【来源】民间验方

材料 鸡蛋2个，香蕉1根。

调料 白糖10克，白醋少许。

鸡蛋

香蕉

用法 将香蕉去除外皮，香蕉肉压烂，剁成泥状。把鸡蛋打入碗中，加适量白糖，打散调匀，加入约150毫升温水，继续搅拌。放入香蕉泥，搅拌均匀。将调好的蛋液转入盘中。放烧开的蒸锅，加入少许白醋。小火蒸10分钟。取出即可。

功效 香蕉有清热、解毒、润肠的功效；而香蕉中富含的镁则具有消除疲劳的效果。与鸡蛋合用，可有效缓解黑眼圈。

柠檬水 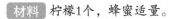 【来源】民间偏方

偏方3

蜂蜜

柠檬

材料 柠檬1个，蜂蜜适量。

用法 取柠檬1个，洗净后切成薄皮，加入少量蜂蜜，用温水冲泡饮用。如果前一天晚上熬夜了，第二天早上起床后可以调杯柠檬水饮用。

功效 柠檬具有防止和消除皮肤色素沉着的作用，多喝柠檬水，不仅可以促进血液循环，减少毒素在体内的积聚，引导有害物质排出，还可有效缓解黑眼圈。

土豆片敷眼方 【来源】民间偏方

偏方4

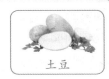

土豆

材料 土豆1个。

用法 取土豆1个，冲洗干净后刮去土豆皮，再次清洗，用刀切成片，约2毫米厚。躺卧，将土豆片敷在眼上，等约5分钟，再用清水洗净。

功效 土豆含粉质，可补充眼部所缺营养。同时，土豆有呵护肌肤、保养容颜的功效。新鲜土豆汁液直接涂敷于面部，增白作用十分显著。

苹果敷眼方 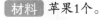 【来源】民间偏方

偏方5

苹果

材料 苹果1个。

用法 将苹果切片。紧闭眼睛放上眼袋位置。等待15分钟，然后用沾了水的棉花球轻拭眼睛周围皮肤即可。

功效 苹果中富含维生素和矿物质，可滋养肌肤，清热除烦，有助于恢复眼周肌肤的活力。

病例14 鼠标手

　　"鼠标手"即现代医学所称的"腕管综合征"，是指人体的正中神经，以及进入手部的血管，在腕管处受到压迫所产生的症状，主要会导致食指和中指僵硬疼痛、麻木与拇指肌肉无力感。现代越来越多的人每天长时间的接触、使用电脑，这些上网族多数每天重复着在键盘上打字和移动鼠标，手腕关节因长期密集、反复和过度活动，导致腕部肌肉或关节麻痹、肿胀、疼痛、痉挛，使这种病症迅速成为一种日渐普遍的现代文明病。

杜仲核桃猪腰汤

【来源】民间验方　　偏方1

[材料] 猪腰1对，杜仲10克，核桃肉20克。

[调料] 生姜2片，米酒3毫升，红枣2枚。

猪腰

杜仲

核桃肉

[用法] 猪腰处理干净，切片；红枣洗净，去核，与杜仲、核桃肉、生姜、米酒同入炖盅，加水共煎沸后改文火炖1小时。饮汤吃肉，每日1剂。

[功效] 猪腰补肾疗虚、生津止渴；红枣补虚益气、养血安神、健脾和胃；杜仲补益肝肾、强筋壮骨、调理冲任；核桃仁补肾温肺、润肠通便；米酒帮助血液循环，促进新陈代谢。以上材料与生姜合用能缓解肾气不足型鼠标手。

莲心香附茶

【来源】民间验方　　偏方2

[材料] 莲心3克，香附10克。

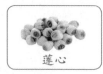
莲心

香附

[用法] 将莲心、香附分别放入清水中冲洗干净，倒入洗净的锅中。加入350毫升水，先用武火煮，水开后转文火慢煮至约剩250毫升，不必久煮久熬。代茶饮。

[功效] 本品可理气解郁、清心降压、调经止痛。对长期疲劳、抑郁以及气血亏虚所致的鼠标手有一定缓解作用。

当归生姜羊肉汤 —————————— 【来源】民间偏方

偏方3

材料 当归、生姜各30克，羊肉500克，红枣10枚。

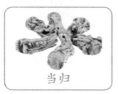
当归

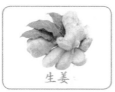
生姜

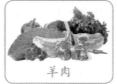
羊肉

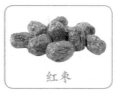
红枣

用法 当归、生姜洗净切片；羊肉洗净，焯沸水，晾凉，切块。羊肉、当归、生姜、红枣共入砂锅，加适量水共煎，沸后去浮沫，改文火慢煮至羊肉熟烂。随量饮汤吃肉，隔日1剂。

功效 当归可补血活血、调经止痛、润燥滑肠；羊肉可补体虚，祛寒冷，温补气血，益肾气；与生姜、红枣搭配同食，适用于阴寒内盛、气血凝滞型鼠标手患者。

桑葚枸杞粥 —————————— 【来源】民间验方

偏方4

材料 桑葚30克，枸杞30克，粳米80克。

调料 白糖20克。

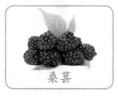
桑葚

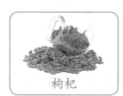
枸杞

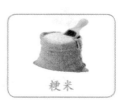
粳米

用法 桑葚、枸杞、粳米淘洗净，放入锅中，加水适量并加入白糖，文火焖成粥。

功效 桑葚可滋阴补血、生津润燥；枸杞可生精补髓、滋阴补肾、益气安神、强身健体、延缓衰老。二者与粳米共煮成粥，适用于骨质疏松症、筋脉拘急，爪甲枯脆等症，可有效改善鼠标手症状。

病例 ⑮ 少白头

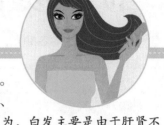

　　头发早白，是一种影响青少年形象及心理的疾病。现代医学认为，少白头的发生多与精神因素、营养不良、内分泌障碍以及全身慢性消耗性疾病有关。中医学则认为，白发主要是由于肝肾不足、气血亏损所致。先天性的少白头，多与遗传有关，不易治疗。而后天性的少白头，除了根据病因治疗外，还应加强营养。中医认为"发为血之余"，"肾主骨，其华在发"，主张多吃养血补肾的食品以乌发润发。

红颜酒

【来源】民间偏方

偏方1

材料 核桃仁120克，红枣120克，杏仁30克，白蜜100克，酥油70克，白酒1000毫升。

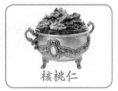
核桃仁

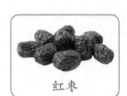
红枣

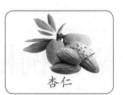
杏仁

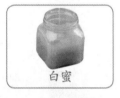
白蜜

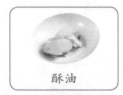
酥油

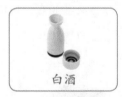
白酒

用法 将杏仁、核桃仁、红枣洗净共捣碎备用，将白蜜、酥油溶化后同杏仁、核桃仁、红枣一起放入白酒中浸泡7天后，滤取酒液，装入瓶中备用。早晚空腹2~3小盅。10~20天为1疗程。

功效 核桃仁具有补肾温肺、润肠通便的功效；红枣具有益心润肺、合脾健胃、益气生津、补血养颜之功能；杏仁可止咳平喘、润肠通便。此方可补肾、乌须发、悦颜色，适用于治疗气血亏虚所致的白发、面容憔悴。

芝麻首乌粥

————————————————【来源】民间偏方

偏方2

材料 黑芝麻30克，何首乌15克，粳米60克。

调料 白糖适量。

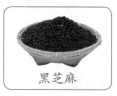
黑芝麻

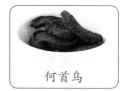
何首乌

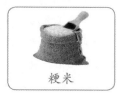
粳米

用法 先将黑芝麻淘洗干净，晒干后炒熟研碎；何首乌切小块。二者与粳米兑水煮粥即可，可加适量白糖调味。每天1剂，分2次食用。

功效 黑芝麻可补肝肾、滋五脏、益精血、润肠燥；何首乌可养血滋阴、润肠通便。二者搭配煮粥食用，适用于肝肾不足所致的须发早白、脱发，以及老年性高脂血症、动脉硬化等症。

仙人粥

————————————————【来源】民间偏方

偏方3

材料 何首乌30~60克，红枣5枚，粳米60克。

调料 红糖10克。

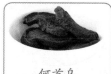
何首乌

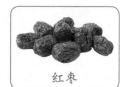
红枣

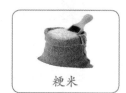
粳米

用法 先将何首乌放入小砂锅内，煎取汁液，去渣后放入淘洗干净的粳米、红枣，加水适量煮粥，粥熟后加入红糖即成。每天1剂，分2次食用，连食7~10天为1个疗程，间隔5天再进行下一疗程。

功效 何首乌具有养血滋阴、润肠通便之效；红枣可健脾益胃、补血益气。与粳米、红糖一同煮粥食用，可养血益肝、固精补肾、乌须黑发，适用于须发早白和头发枯黄的人。

病例 16 踝关节扭伤

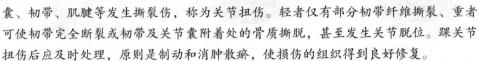

踝关节扭伤是指在外力作用下，关节骤然向一侧活动而超过其正常活动度时，引起关节周围软组织，如关节囊、韧带、肌腱等发生撕裂伤，称为关节扭伤。轻者仅有部分韧带纤维撕裂、重者可使韧带完全断裂或韧带及关节囊附着处的骨质撕脱，甚至发生关节脱位。踝关节扭伤后应及时处理，原则是制动和消肿散瘀，使损伤的组织得到良好修复。

五倍子栀子石膏散 —— 【来源】民间偏方

偏方1

材料 五倍子50克，栀子30克，石膏20克，蜂蜜、醋、白酒少许。

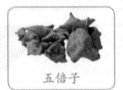
五倍子

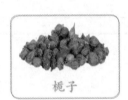
栀子

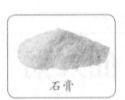
石膏

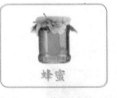
蜂蜜

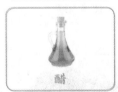
醋

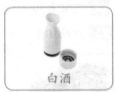
白酒

用法 将五倍子炒黄，栀子微炒后与石膏一起共研为细末，用蜂蜜、醋、酒调成糊状，涂敷患处。间日换药1次。

功效 五倍子可敛肺止汗、涩肠固精、止血；栀子具有护肝、利胆、降压、镇静、止血、消肿等作用；石膏清热解毒；白酒有活血通脉、助药力、增进食欲、消除疲劳之效。与蜂蜜、醋合用，可清热解毒、化瘀散结，可帮助改善踝关节扭伤瘀青、肿胀等不适症。

栀子红花散

【来源】民间偏方

偏方2

材料 栀子10克，红花10克，醋或白酒适量。

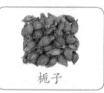
栀子

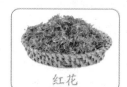
红花

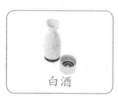
白酒

用法 用栀子、红花各等份，研末备用。治疗时将扭伤处暴露，消毒，取药物适量，病程小于24天者醋调，病程大于24天者用白酒调，外敷。

功效 红花具有活血通经、去瘀止痛、散湿去肿的功效；栀子可护肝、利胆、降压、止血、消肿；米醋具有消痈肿、软坚散结之效；白酒可活血通脉、助药力。此品用于摔伤、扭伤的康复治疗是可以的，但只可在恢复期使用，关节肿痛期间，绝对不能用。

红辣椒酒

【来源】民间偏方

偏方3

材料 60度白酒200毫升，尖红辣椒（又名朝天椒）10克，盐10克。

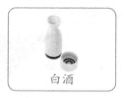
白酒

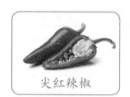
尖红辣椒

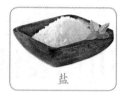
盐

用法 将尖红辣椒、盐倒入白酒中混合后装入容器，浸泡3~7天后备用。按摩足踝部疼痛部位，约抹10分钟即可。

功效 辣椒含辣椒素，辣椒素刺激神经，可以起到止痛的作用。与白酒合用，可消炎止疼、通经活血、疏通经络，对跌打扭伤、关节疼、风湿痛、劳损等疼痛均有较好的效果。

病例 17 风湿性关节炎

　　风湿性关节炎是一种常见的急性或慢性结缔组织炎症。典型表现是轻度或中度发热，游走性关节炎，受累关节多为膝、踝、肩、肘、腕等大关节。常见由一个关节转移至另一个关节，病变局部呈现红、肿、灼热、剧痛，部分病人也有几个关节同时发病。不典型的病人仅有关节疼痛而无其他炎症表现，急性炎症一般于2～4周消退，不留后遗症，但常反复发作。若风湿活动影响心脏，则可发生心肌炎，甚至遗留心脏瓣膜病变。风湿性关节炎应注重积极治疗以及日常调理。

猪尾骨碎补汤 ………………………… 【来源】民间验方 偏方1

材料 猪尾2条，骨碎补、鸡血藤各20克。

调料 生姜片、黄酒、盐、味精各适量。

猪尾

骨碎补

鸡血藤

用法 将猪尾洗净切段。骨碎补、鸡血藤同装入纱布袋内，放于砂锅中，加猪尾，注入适量清水。烧开后，加入姜片、黄酒和盐，文火炖至酥烂，捡出药袋，加入味精，调匀即可。每日1次。

功效 骨碎补具有补肾强骨、续伤止痛的功效；鸡血藤可补血行血、通经络。此方有助于强筋健骨、活血散瘀，适用于风湿痹痛、慢性腰腿疼痛等症患者。

川乌姜汁粥 ………………………… 【来源】民间验方 偏方2

材料 生川乌头3克，粳米30克，生姜6克。

调料 蜂蜜适量。

生川乌头

粳米

生姜

用法 将生川乌头捣碎，研成细末；生姜捣碎取汁液。粳米洗净煮至米粒开，加入川乌头末改文火慢煎，熟后加入生姜汁及蜂蜜搅匀，稍煮一二沸即可，宜温服。本方不可与半夏、瓜蒌、贝母、白芨、白蔹等中药同服。

功效 本方祛寒止痛，适用于急性风湿性关节炎。

桃仁粥 ·········· 【来源】民间验方

偏方3

材料 桃仁10克，薏米15克，粳米80克。

调料 白糖适量。

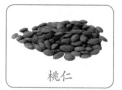
桃仁

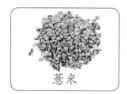
薏米

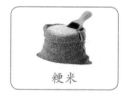
粳米

用法 取桃仁洗净，捣烂如泥，加水研磨。薏米、粳米洗净，浸泡片刻。桃仁与薏米、粳米一起下锅，同煮为粥，加入白糖拌匀，随意服用，每日1剂。

功效 桃仁可活血化瘀，润肠通便，止咳平喘；薏米能利水渗湿、消肿。二者与粳米煮粥食用，可益气活血，通利关节，主治膝关节炎，适宜气虚血瘀，阻滞关节者食用。

丝瓜竹叶粥 ·········· 【来源】民间验方

偏方4

材料 丝瓜1条，淡竹叶20克，薏米15克。

调料 白糖适量。

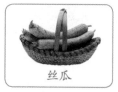
丝瓜

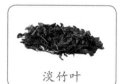
淡竹叶

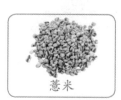
薏米

用法 将丝瓜洗净，连皮切片与淡竹叶加适量水共煎煮取汁备用；再将薏米加水煮粥，待粥成时加入药汁，加入白糖拌匀，随意服用，每日1剂。

功效 丝瓜有清凉、利尿、活血、通经、解毒之效；淡竹叶具有清热除烦、利尿通淋的功效；薏米可消肿祛湿。三者合用，可健脾祛湿、清热通络，主治膝关节炎，适用于风湿痹阻而热邪偏胜者。

病例 18 骨折

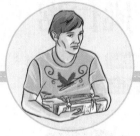

骨折是指骨结构的连续性完全或部分断裂。病人常为一个部位骨折，少数为多发性骨折。经及时恰当处理，多数病人能恢复原来的功能，少数病人可遗留有不同程度的后遗症。治疗骨折的最终目的是使受伤肢体最大限度地恢复功能。因此，在骨折治疗中，其复位、固定、功能锻炼这三个基本原则十分重要。多见于儿童及老年人，中青年人也时有发生。

川芎丹参红花壮骨酒 ——【来源】民间验方

偏方1

材料 川芎50克，丹参50克，鱼骨20克，红花15克，白酒250克，菜油适量。

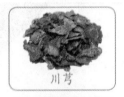
川芎

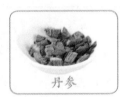
丹参

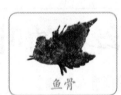
鱼骨

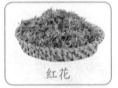
红花

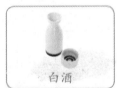
白酒

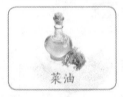
菜油

用法 先将鱼骨用菜油煎至色黄酥脆，与其余药物共研为粗末，泡入白酒中，7日后即可服用。每次服25毫升，连服10~15日。

功效 丹参具有活血通经、排脓生肌之效，可调经脉、理骨筋酸痛、生新血、去恶血；川芎可活血行气、祛风止痛；红花可活血通经、去瘀止痛。三者与鱼骨、白酒合用，可活血化瘀、消肿止痛，适用于骨折初期的治疗，适用于伤处肿痛、瘀斑、周身不适、酸楚疼痛。

田七当归炖肉鸽

偏方2

【来源】民间验方

材料 田七10克，当归10克，肉鸽1只。

调料 盐适量。

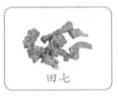
田七

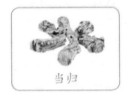
当归

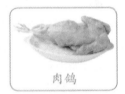
肉鸽

用法 肉鸽洗净，斩成块；田七、当归、肉鸽共炖熟烂，加盐调味即可。喝汤吃肉，每日1次，连用7～10天。

功效 田七具有显著的活血化瘀、消肿定痛功效；当归可补血活血、调经止痛、润燥滑肠。二者与肉鸽搭配炖食，可活血化瘀、行气消肿，适用于骨折早期，受伤部位瘀血肿胀，经络不通、气血阻滞者。

猪骨消肿汤

偏方3

【来源】民间验方

材料 新鲜猪骨1000克，黄豆250克，丹参50克，桂皮适量。

调料 盐适量。

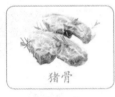
猪骨

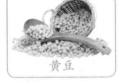
黄豆

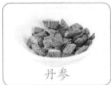
丹参

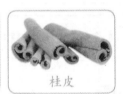
桂皮

用法 猪骨、黄豆分别洗净；将丹参洗净，加水煮汁，其汁与猪骨、黄豆同煮，待烂熟，加入少量桂皮、盐即成。每日服1～2次，连服1～2周。

功效 猪骨能壮腰膝、益力气、补虚弱、强筋骨；黄豆具有健脾、益气、宽中、润燥、补血、降低胆固醇、利水等功效；丹参可活血通经、排脓生肌。三者合用，可补虚益胃，消肿止痛，对骨折肿痛明显、胃纳较差者有食疗功效。

病例 19 腿痛

　　腿痛，指腿部包括肌肉、筋脉和关节发生的疼痛。腿痛发生的原因有很多。外伤性腿痛包括急性外伤和累积性损伤两种因素。因各种直接暴力、间接暴力或肌肉、韧带的牵拉所致的脊椎骨折、脱位和小关节肌肉损伤等引起的疼痛，为急性创伤性腰腿痛。因创伤、劳损、寒冷、潮湿和肌肉痉挛等因素引起的软组织无菌性炎症，病变部位充血、水肿、渗出和纤维组织粘连，也可以导致腰腿痛。

人参猪蹄汤

【来源】民间验方　偏方1

材料 猪蹄块300克，红枣20克，人参片10克。

调料 盐、鸡粉、枸杞各2克，白酒10毫升，姜片30克。

猪蹄块

红枣　人参片

用法 锅内加水、白酒煮沸，将猪蹄入锅氽烫。砂锅中注水烧开，撒上姜片，倒入氽过水的猪蹄，放入洗净的红枣、枸杞、人参片，淋入少许白酒，拌匀提味，炖煮至食材熟透，加入少许盐、鸡粉，拌匀调味即可食用。

功效 人参可大补元气、复脉固脱、补脾益肺、生津止渴、安神益智；猪蹄具有补虚弱、填肾精等功能。此方可补肝肾、强筋骨，适宜肾虚腰酸软、疼痛等症患者食用。

丹参牛膝茶

【来源】民间验方　偏方2

材料 丹参5克，牛膝3克。

调料 红糖少许。

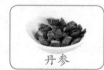
丹参

牛膝

用法 取丹参、牛膝洗净放入锅中，加2碗水。煎煮15分钟后加入红糖稍煮。滤去渣，取汁饮用。

功效 丹参祛瘀止痛、凉血消痈、清心除烦；牛膝补肝肾、强筋骨、活血祛瘀。本品具有行气通络、活血化瘀、强筋壮骨等作用，适用于腰腿疼痛。

枸杞羊肾汤 ⋯⋯⋯⋯⋯⋯⋯⋯⋯⋯【来源】民间验方

偏方3

材料 鲜枸杞叶500克，羊肾一对，粳米250克。

调料 葱、生姜、盐各适量。

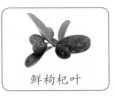

鲜枸杞叶

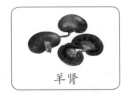

羊肾

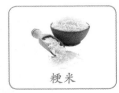

粳米

用法 鲜枸杞叶洗净切碎；羊肾洗净，去筋膜、臊腺，切碎；粳米洗净，浸泡半小时；葱洗净，切碎；生姜去皮洗净，切丝。粳米放入锅中，加水适量，煮沸后加入羊肾、枸杞叶，以文火煨烂成粥，食前加葱花、姜丝、盐调味即可，分次食用。

功效 枸杞叶具有补肝益肾、生津止渴、祛风除湿、活血化瘀之效；羊肾可补肾气、益精髓。二者与大米、葱、生姜一同煮粥食用，可补肾、强腰膝。适用于治疗肾虚腰膝酸软等症。

生姜羊肉汤 ⋯⋯⋯⋯⋯⋯⋯⋯⋯⋯【来源】民间验方

偏方4

材料 羊腿肉1000克，姜片15克，当归5克。

调料 黄酒25克，葱花5克，胡椒粉1克，熟猪油50克，盐适量。

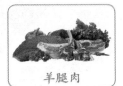

羊腿肉

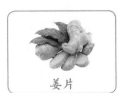

姜片

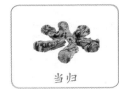

当归

用法 羊肉洗净切片，把黄酒、熟猪油、当归、姜片、盐一起放入大瓷碗中，加水蒸2~3小时，加入葱花、胡椒粉即成。

功效 羊肉可补体虚、祛寒冷、温补气血；与生姜、当归等搭配食用，可温中驱寒，适用于治疗形寒肢冷、颈肩腰腿痛并伴有关节肌肉僵硬等症患者。

糖渍鲜桂圆

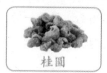

桂圆

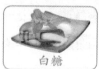

白糖

材料　桂圆500克，白糖50克。

用法　桂圆去皮、核，放入大瓷碗中，加白糖反复煮、晾数次，使色泽变黑，最后拌白糖少许，装瓶备用。每日食用1次，每次食用1勺即可。

功效　桂圆具有补益心脾、养血宁神、健脾止泻、利尿消肿等功效。常食本品，可治疗老人病后体弱、消瘦、失眠、心悸、腰痛伴有形体消瘦、肌肉萎缩等症。

女贞子酒

女贞子

白酒

材料　女贞子250克，低度白酒500毫升。

用法　将女贞子洗净后，放入低度白酒中，浸泡3~4周，每日饮1~2次，每次10毫升。

功效　女贞子具有补益肝肾、清虚热、强腰膝、明耳目，乌须发之效。常饮此品，可滋阴补肾，适用于老年腰腿痛偏阴虚者。

醋鸡蛋

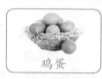

鸡蛋

米醋

材料　鲜生鸡蛋3个，米醋500毫升。

用法　米醋在砂锅中烧开后放入带壳鸡蛋，煮8分钟后取出。每日临睡前吃鸡蛋3个，至痊愈为止。

功效　鸡蛋具有祛热、镇心安神、安胎止痒、止痢之效；米醋可祛脂降压、降低胆固醇、解毒、解酒、消食减肥、安神除烦，有益心血管。此品可治疗腿疼。

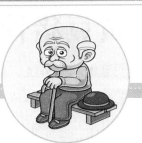

病例20 骨质疏松

　　骨质疏松是多种原因引起的一组骨病，多数人无明显症状，随着病情发展和年龄增长，等到症状出现时，骨钙的丢失率常常已经达到了50%以上，加大了治疗的难度。该病的主要症状为骨骼疼痛，继而出现身长缩短、驼背；易发生骨折；胸廓骨骼变形挤压肺部时，会出现胸闷、气短、呼吸困难等症状。各种原因导致的钙质流失是造成骨质疏松的重要原因。最常见于绝经妇女及65岁以上的人群、长期低钙饮食、营养缺乏者。

黄豆芽炖排骨　　　　偏方1

【来源】民间偏方

材料 黄豆芽、排骨各500克。

调料 生姜2片，黄酒15克，盐、味精、胡椒粉各适量。

黄豆芽

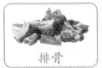
排骨

用法 排骨洗净，切成块；把排骨放入高压锅中，放入生姜，加适量清水炖成排骨汤备用；黄豆芽去根洗净，切两段，黄豆芽倒入砂锅，武火翻炒，加入排骨汤、黄酒，文火炖30分钟，放入盐、味精、胡椒粉调味即可。

功效 排骨和黄豆芽都含有丰富的钙，可补充人体钙质，对预防和缓解骨质疏松都有一定作用，可常食。

猪骨海带汤　　　　偏方2

【来源】民间验方

材料 猪骨1000克，海带150克。

调料 姜片、葱片、胡椒粉、鲜汤、盐、料酒、香油、味精各适量。

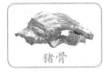
猪骨

海带

用法 排骨剁成3厘米长的段，洗净；海带洗净，切菱形片。排骨入沸水锅中略焯后捞出。锅内加鲜汤、料酒、葱姜片、胡椒粉，下入排骨，用中火烧开，下入海带、盐，用文火炖至排骨熟烂，然后加味精、香油，出锅装汤碗即可食用。

功效 猪骨历来被人们当做补钙、强筋健骨的食材，此外，海带也含有钙。此方可用于防治骨质疏松。

黄豆猪骨汤 ························· 【来源】民间偏方

偏方3

材料 猪骨汤1000克，豆腐2块，鸡蛋1个，虾皮25克。

调料 葱、蒜末、生油、盐各适量。

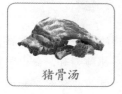
猪骨汤

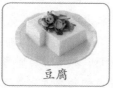
豆腐

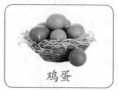
鸡蛋

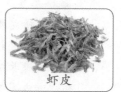
虾皮

用法 鸡蛋破壳入小碗，用筷子搅打均匀加少量水和盐，蒸熟备用；豆腐洗净，切小块；葱洗净，切碎。油锅烧热放入蒜末爆香，倒入猪骨汤、虾皮，煮沸后将蒸蛋以大匙分次舀入汤中，再加进豆腐煮沸，放葱、盐出锅即可。

功效 猪骨具有壮腰膝、益力气、补虚弱、强筋骨的功效；猪骨、豆腐、虾皮都含有丰富的钙，是缺钙者的食疗佳品。以上三者与鸡蛋、葱、蒜等搭配食用，可起到强骨、补钙的作用，对骨质疏松有一定疗效。

锁阳炒虾仁 ························· 【来源】民间验方

偏方4

材料 锁阳15克，山楂10克，核桃仁15克，虾仁100克。

调料 姜片、葱段、盐各适量。

锁阳

山楂

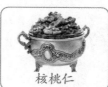
核桃仁

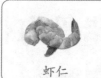
虾仁

用法 把锁阳、核桃仁、山楂、虾仁洗净。锁阳放入炖杯内，加50毫升水，煎煮25分钟去渣取汁。油锅置火上烧热，加入核桃仁，文火炸香，再下入姜、葱爆香，随即下入虾仁、盐、锁阳汁液，炒匀即成。

功效 本品具有补肾壮阳、强腰壮骨的功效，适合肝肾亏虚型骨质疏松患者食用。

桃酥豆泥 ·········· 【来源】民间验方

偏方5

材料 扁豆150克，黑芝麻25克，核桃仁5克。

调料 白糖、植物油各适量。

扁豆

黑芝麻

核桃仁

用法 将扁豆入沸水煮30分钟后去外皮，再将扁豆仁蒸熟烂，取出捣成泥。炒香芝麻，研末待用。油热后将扁豆泥翻炒至水分将尽，放入白糖炒匀，再放入黑芝麻、核桃仁炒至白糖溶化即可。

功效 扁豆有健脾、和中、益气、化湿之功效；黑芝麻可补肝肾、益精血、润肠燥；核桃仁补肾温肺。三者合用，可健脾益肾、强筋健骨，可有效抗骨质疏松。

芝麻核桃仁 ·········· 【来源】民间验方

偏方6

材料 黑芝麻250克，核桃仁250克。

调料 白糖50克。

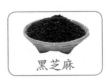
黑芝麻

核桃仁

用法 将黑芝麻拣去杂质，晒干，炒熟，与核桃仁同研为细末，加入白糖，拌匀后装瓶备用。每日2次，每次2.5克，温开水调服。

功效 黑芝麻具有补肝肾、滋五脏、益精血、润肠燥的功效，被视为滋补圣品；核桃仁有补肾温肺、润肠通便的作用。二者与白糖搭配食用，能滋补肾阴，抗骨质疏松。

玉米板栗排骨煲 ·········· 【来源】民间验方

偏方7

材料 猪排骨350克，玉米棒200克，板栗50克。

调料 盐3克，葱花、姜末各5克，高汤、植物油各适量。

猪排骨

玉米棒

板栗

用法 将猪排骨洗净，剁成块，氽水；玉米棒洗净，切块；板栗洗净，备用。净锅上火倒入油，将葱、姜爆香，下入高汤、猪排骨、玉米棒、板栗，调入盐煲至熟即可。

功效 本品具有补肾壮骨、补充钙质的功效，常食可缓解骨质疏松、腰膝酸软的症状。

病例21 骨质增生

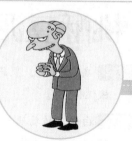

骨质增生症是由于构成关节的软骨、椎间盘、韧带等软组织变性、退化，关节边缘形成骨刺，滑膜肥厚等变化，而出现骨破坏，引起继发性的骨质增生，导致关节变形，当受到异常载荷时，引起关节疼痛、活动受限等症状的一种疾病。分原发性和继发性两种。本病患者多为40岁以上的中老年人，伴有腰部僵硬疼痛或出现下肢麻木等症状，检查身体可见部分病人腰椎生理曲度异常；腰椎两侧肌肉有压痛。

枸杞雀肉汤

【来源】民间验方 偏方1

材料 枸杞20克，麻雀5只。

调料 姜、葱、黄酒、盐、味精各适量。

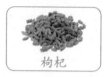
枸杞

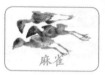
麻雀

用法 将枸杞洗净；姜、葱分别洗净，切片；麻雀洗净，加清水1000毫升，武火煮开，去浮沫，再加姜片、葱片、黄酒、盐、味精，武火煮开5分钟，改文火煮30分钟即可。

功效 麻雀含蛋白质、脂肪、钙、铁、磷、维生素等，其性温味甘，有壮阳补肾、暖腰膝、益精髓之作用。枸杞有滋阴补肾之功。二者合用，可补肝肾、壮腰膝，适用于腰椎骨质增生，属虚型，腰部疼痛，不能久坐、久行者。

补骨脂芡实鸭汤

【来源】民间验方 偏方2

材料 鸭肉300克，补骨脂15克，芡实50克。

调料 盐1小匙。

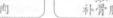
鸭肉

补骨脂
芡实

用法 鸭肉洗净，放入沸水中汆烫，去掉血水，捞出；芡实、补骨脂均洗净。将芡实与补骨脂、鸭肉一起盛入锅中，加入7碗水。用武火将汤煮开，再转用文火续炖约30分钟，调入盐即可。

功效 本品具有补肾益气、强腰壮骨的功效，适合骨质增生的患者食用。

偏方3

肉桂白芷百合饮 ——————————【来源】民间验方

材料 肉桂、白芷各20克，百合50克，白糖3匙。

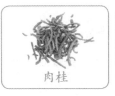
肉桂

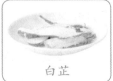
白芷

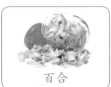
百合

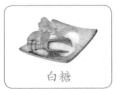
白糖

用法 将肉桂、白芷、百合分别洗净，先将肉桂、白芷置锅中，加清水500毫升，武火煮开5分钟，改文火煮30分钟，去渣取汁。将汁加入百合，再加清水500毫升，加白糖，急火煮开5分钟，文火煮30分钟，分次饮服。

功效 此方可壮阳强筋、补益肺阴。主治腰椎骨质增生，适用于属虚者，腰部疼痛、周身无力，稍用力即腰痛者。

偏方4

川芎陈醋 ——————————【来源】民间验方

材料 川芎末6~9克，山西老陈醋适量，药用凡士林少许。

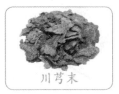
川芎末

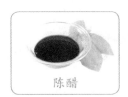
陈醋

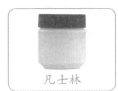
凡士林

用法 将川芎末加山西老陈醋调成糊状，然后混入少许药用凡士林调匀。随即将配好的药膏涂抹在患者增生部位，涂好后盖上1层塑料纸再贴上纱布，用宽胶布将纱布四周固封。2天换药1次，10次为1疗程。

功效 此方可舒筋活血，消肿止痛，活血散瘀，软坚散结，并通过皮肤传导至经络、筋骨，激发肌体的调节功能，迅速消除肿痛，消除增生，促进血液流畅和功能恢复。

病例22 颈椎病

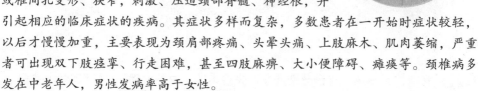

　　颈椎病是指因为颈椎的退行性病理改变引起颈椎管或椎间孔变形、狭窄，刺激、压迫颈部脊髓、神经根，并引起相应的临床症状的疾病。其症状多样而复杂，多数患者在一开始时症状较轻，以后才慢慢加重，主要表现为颈肩部疼痛、头晕头痛、上肢麻木、肌肉萎缩，严重者可出现双下肢痉挛、行走困难，甚至四肢麻痹、大小便障碍、瘫痪等。颈椎病多发在中老年人，男性发病率高于女性。

白芍鸡血藤汤 ····【来源】《当代中国名医高效验方1000首》

偏方1

[材料] 白芍30克，木瓜13克，鸡血藤15克，葛根、甘草各10克。

[调料] 白糖适量。

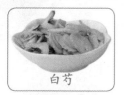
白芍

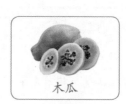
木瓜

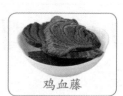
鸡血藤

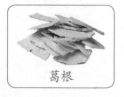
葛根

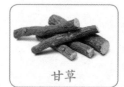
甘草

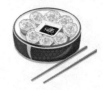

[用法] 将白芍、木瓜、鸡血藤、葛根、甘草一同倒入砂锅内，加适量清水浸泡30分钟后再用武火煮沸，然后改用文火熬30分钟。倒出药汁，再加水重复再熬一次，把两次所得药液混匀。每日1剂，水煎分2次服。服用时可加适量白糖。

[功效] 白芍具有补血柔肝、平肝止痛、敛阴收汗等功效；木瓜可舒筋络、活筋骨；鸡血藤可补血行血、通经络；葛根可解表退热；甘草清热解毒。五者合用，可柔肝舒筋、活血化瘀，适用于颈椎病酸疼拘急等不适。

参芪桂圆粥 ———————— 【来源】民间验方

偏方2

材料 党参、黄芪各20克，粳米100克，桂圆肉20克，枸杞10克。

调料 白糖适量。

用法 先将党参、黄芪洗净，加适量清水，用武火烧开，然后用文火煮15分钟左右，煎水取汁；粳米洗净，加上桂圆肉和枸杞，倒入党参、黄芪煎取的药汁用文火煮成粥，待粳米煮至黏稠后，加适量白糖调味即可。

党参

黄芪

粳米

桂圆肉

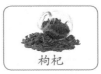
枸杞

功效 党参具有补中益气、健脾益肺的功效；黄芪可补虚固表；桂圆肉能补益心脾、养血安神；枸杞有补虚益精、清热明目的作用。四者与粳米合煮成粥，可益气养血，适用于气血亏虚型颈椎病。

川芎白芷炖鱼头 ———————— 【来源】《吴福财方》

偏方3

材料 川芎10克，白芷10克，鳙鱼头1个。

调料 姜片、葱末、盐、料酒、味精各适量。

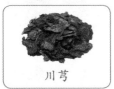
川芎

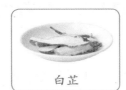
白芷

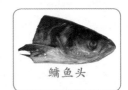
鳙鱼头

用法 川芎、白芷分别切片，与洗净的鳙鱼头一起放入砂锅内，加姜片、葱末、料酒、水适量，先用武火烧沸后，改用文火炖熟，最后放入盐、味精调味即可。每日1次。

功效 川芎具有活血行气，祛风止痛的功效；白芷可祛病除湿、排脓生肌、活血止痛。二者与鱼头搭配炖汤食用，可祛风散寒、活血通络，适用于气血瘀滞型颈椎病。

病例 23 肩周炎

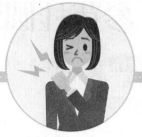

肩关节周围炎又称漏肩风、冻结肩，简称肩周炎。本病早期肩关节呈阵发性疼痛，常因天气变化及劳累而诱发，以后逐渐发展为持续性疼痛，逐渐加重，昼轻夜重，夜不能寐，不能向患侧侧卧，且肩关节活动受限。肩部受到牵拉时，会剧烈疼痛。肩周炎是软组织的退行性病变，长期过度活动、不正确的姿势会引起肩周炎。本病多发生在40岁以上人群，且女性发病率略高于男性。

当归血藤鸡蛋汤

【来源】民间验方 偏方1

材料 全当归、鸡血藤各15克，木香、陈皮、赤芍各10克，桑枝20克，鸡蛋1个。

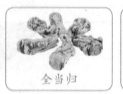
全当归

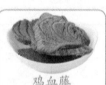
鸡血藤

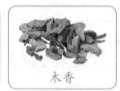
木香

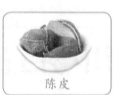
陈皮

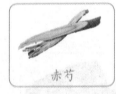
赤芍

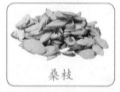
桑枝

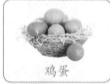
鸡蛋

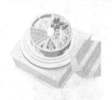

用法 将全当归、鸡血藤、木香、陈皮、赤芍、桑枝放入一布包内，制成药包，将鸡蛋与药包同煮，待蛋熟后去壳再煮10分钟，弃药包，吃蛋喝汤，分3次吃完。

功效 当归具有补血活血、调经止痛的功效；鸡血藤可补血行血、通经络；木香有行气止痛、健脾消食的作用；陈皮具有理气健脾、燥湿化痰的功效；桑枝可祛风湿、利关节；赤芍可行瘀止痛、凉血消肿。六种药材与鸡蛋一起煮汤食用，有养血、活血化瘀的功效，适用于肩周炎疼痛不适者。

花椒酒 ———————————— 【来源】民间验方

偏方2

材料 花椒、盐各50克，45度以上白酒500毫升。

花椒

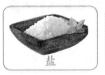
盐

白酒

用法 将花椒和盐放入白酒中密封浸泡，每日摇动1次，连泡7日。用药棉蘸花椒酒反复涂擦患处，每日3次。

功效 花椒具有温中散寒、除湿、止痛、杀虫、解鱼腥毒等功效；白酒可活血通脉、助药力、增进食欲、消除疲劳。二者合用，可除湿止痛，温通散寒，缓解肩周炎酸痛不适感，适合肩周炎患者使用。

桑枝母鸡汤 ———————————— 【来源】民间验方

偏方3

材料 老桑枝60克，老母鸡1只。

调料 盐少许。

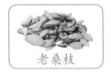
老桑枝

老母鸡

用法 老母鸡洗净，斩成小块；将桑枝切成小段，与鸡肉共煮至熟烂汤浓即成，加盐调味，饮汤吃肉。

功效 桑枝具有祛风湿、利关节、行水气的功效；老母鸡能温中补脾、益气养血、补肾益精。二者搭配食用，具有祛风湿、通经络、补气血之效。适用于肩周炎慢性期而体虚风湿阻络者。

附子生姜炖狗肉 ———————————— 【来源】民间验方

偏方4

材料 熟附子10克，生姜20克，狗肉500克。

调料 盐、料酒、八角、葱段、生抽、胡椒粉各适量。

熟附子

生姜

狗肉

用法 将狗肉洗净，切块；生姜去皮，洗净，切片，备用。锅中加水、狗肉，煮沸后加入生姜片、熟附子，再加生抽、料酒、八角、葱段。共炖2小时左右，至狗肉熟烂后加入盐、胡椒粉调味即成。

功效 本品具有破气散结、活血止痛的功效，适合寒湿型肩周炎患者食用。

病例 24　腰扭伤

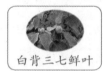

腰扭伤多指突然受到外力作用而导致的急性腰扭伤。腰部肌肉、筋膜、韧带等软组织因外力作用突然受到过度牵拉而引起的急性撕裂伤，常发生于搬抬重物、腰部肌肉强力收缩时。急性腰扭伤可使腰骶部肌肉的附着点、骨膜、筋膜和韧带等组织撕裂。急性期应卧床休息。压痛点明显者可用1%普鲁卡因做痛点封闭，并辅以物理治疗，也可局部敷贴活血、散瘀、止痛膏药。症状减轻后，逐渐开始腰背肌锻炼。

敷三七叶

【来源】民间偏方　偏方1

材料　白背三七鲜叶适量。

白背三七鲜叶

用法　将三七叶洗净，捣烂。将捣烂叶泥敷于创面，再用大片三七鲜叶盖在上面，用绷带包扎固定。每日换药1次。

功效　此方具有活血化瘀、消肿、止痛的功效，适用于治疗急性扭挫伤，对各种出血症亦有很好的治疗功效。

大黄化瘀贴

【来源】民间验方　偏方2

材料　大黄6克，葱白30克。

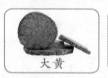
大黄

葱白

用法　将大黄研为细末，葱白捣烂如泥，入大黄末混匀，下铁锅内炒热备用，贴敷痛处，配合贴敷肾俞、命门、委中等穴位效果更佳。

功效　大黄具有攻积滞、清湿热、泻火、凉血、祛瘀、解毒等功效；葱白可发汗解表。二者合用，可活血化瘀，适用于治疗瘀血腰痛，症见腰痛固定，日轻夜重者。

三七生地瘦肉汤
【来源】民间验方

偏方3

材料 三七12克，生地30克，红枣4枚，猪瘦肉300克。

调料 盐适量。

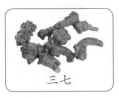
三七

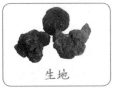
生地

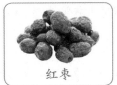
红枣

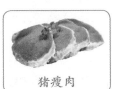
猪瘦肉

用法 红枣洗净；猪瘦肉洗净切片；三七、生地洗净；将三七打碎，与生地、红枣、瘦肉一起放入砂锅中，加适量清水，武火煮沸后改文火煮1小时至瘦肉熟烂，放盐。饮汤吃肉，隔日1剂。

功效 三七能止血散瘀、消肿定痛；生地清热凉血、养阴生津；红枣补脾和胃。本方有祛瘀生新作用，用于腰部扭挫伤致腰椎间盘突出症患者以及体内有瘀、积瘀化热、胃纳不佳的患者。

加味归芎散
【来源】《医学集成》

偏方4

材料 当归、川芎、姜黄、羌活各20克。

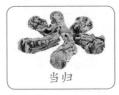
当归

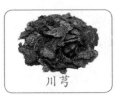
川芎

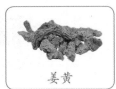
姜黄

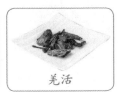
羌活

用法 上述四味药共研细末。内服：每次取细末6～9克，水冲服，每日2次。外用：每次取药粉20克，加水调成糊状，外贴患处，每日更换1次。一般情况下外用即可，症状重者，应内外并治。

功效 当归具有补血活血、调经止痛的功效；川芎、姜黄可活血行气、祛风止痛；羌活可散表寒、祛风湿、利关节、止痛。四者合用，可用于治扭伤。

病例 25 腰椎间盘突出

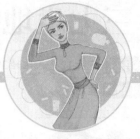

　　腰椎间盘突出俗称"腰突症"，是引起腰腿痛的主要原因，主要是由于腰椎间盘变性，纤维环破裂，髓核突出刺激或压迫神经根、马尾神经所表现出来的一系列临床症状和体征，主要表现为腰腿痛、坐骨神经痛。腰椎间盘突出的基本病因是腰椎间盘的退行性变。在日常生活和工作中，长期的腰部用力不当、姿势和体位不正确等都会加重退变的程度。本病多发生于青壮年人，尤以体力劳动者或长时间坐立工作者为甚。

甲鱼补肾汤

偏方1

【来源】民间验方

材料 甲鱼1只，枸杞、山药各30克，熟地15克，红枣6枚。

调料 生姜3片，盐适量。

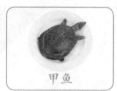
甲鱼

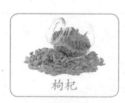
枸杞

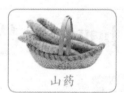
山药

红枣

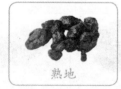
熟地

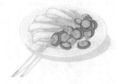

用法 甲鱼切块；山药洗净去皮，切小块；红枣洗净去核，撕成两半；三者与枸杞、熟地、生姜片共入炖盅，加适量水，武火烧沸后改文火炖1小时。随量饮汤吃肉，隔日1剂。

功效 甲鱼有清热养阴、平肝熄风、软坚散结的功效；山药健脾胃、益肺肾、补虚羸；熟地补血滋阴；枸杞养肝、滋肾、润肺；红枣可补中益气、补血。与生姜一同煮汤食用，可治肾阴亏虚，气血不足型腰椎间盘突出症。

三七炖牛蛙 ……【来源】《慢性疾病营养美味配餐图谱--风湿病》

偏方2

材料 三七5克，牛蛙2只，红枣10枚，清水适量。

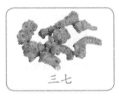
三七

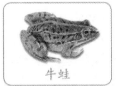
牛蛙

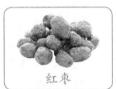
红枣

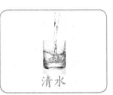
清水

用法 将牛蛙宰杀，去皮和内脏，清水洗净，切块；红枣洗净去核，撕成两半。将牛蛙与红枣、三七共煮，先用武火煮至汤汁沸腾，然后文火慢炖1~2个小时至汤浓肉烂，即可饮汤吃肉。

功效 本品具有益气活血、消肿止痛、化瘀的功效，主治气虚血瘀、脾胃虚弱型腰椎间盘突出症。

板栗红枣炖鹌鹑 ………………………………【来源】民间验方

偏方3

材料 板栗5枚，红枣2枚，鹌鹑1只。

调料 盐适量。

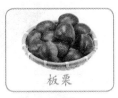
板栗

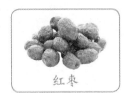
红枣

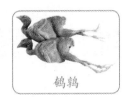
鹌鹑

用法 将鹌鹑宰杀去毛(不放血)，去内脏(只保留心、肝脏)，洗净；板栗洗净打碎；红枣去核，将所有食材放入炖盅内，注入清水250毫升，用武火煮沸15分钟后，改用文火炖90分钟致鹌鹑熟烂即可，食时加盐调味，饮汤吃肉。

功效 此方可补脾健胃、补肾强筋、益气生津，可用于腰椎间盘突出症者或手术后身体虚弱、气短倦怠、纳差便溏者。

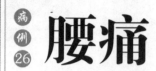

病例26 腰痛

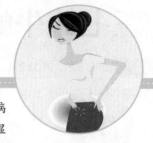

　　腰痛是以腰部一侧或两侧疼痛为主要症状的一种病症。中医认为，腰痛多由肾阳不足、寒凝滞，或肝经湿热侵及带脉、经行之际阳虚气弱，以致带脉气结不通而出现；或冲任气血充盛，以致带脉壅滞，湿热滞留而疼痛。患腰痛首先要注意改变生活方式，不适宜穿带跟的鞋，有条件的可以选择负跟鞋。腰痛是指腰部一侧或双侧疼痛连脊椎的一种症状，男女均有发生，女性居多。

伸筋草茶 【来源】《药茶治百病》 偏方1

材料 伸筋草20克，鸡血藤15克。

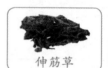
伸筋草

鸡血藤

用法 将上述两味药加500毫升左右清水，煎煮至沸腾后，改文火焖30分钟后取出药液，置保温瓶中，代茶饮，每日可分数次饮完。每日1剂。

功效 此方具有除湿散寒、活血舒筋的功效，主治风寒湿腰痛，症见雨天时腰疼酸胀，麻木无力。

细沙热熨方 【来源】《壮医学史》 偏方2

材料 细沙1000克。

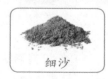
细沙

用法 将1000克细沙入锅炒热，用布包裹，分装数袋。趁热熨于肾俞、秩边、环跳、委中、承山等穴，冷则再炒再熨。

功效 此方可借助温热之力，将药性由表达里，通过皮毛腠理，循经运行，内达脏腑，疏通经络，温中散寒，畅通气机，镇痛消肿，调整脏腑阴阳，从而达到治病的目的，适用于虚寒腰痛，伴有腰痛酸软、畏寒、喜揉喜按。

偏方3

草乌生姜外敷方 ————【来源】民间偏方

材料 草乌1个，生姜6克，盐、白酒各少许。

草乌

生姜

白酒

用法 草乌、生姜和盐共捣烂研细，用加热的酒拌均匀，装包。敷熨腰部痛处，冷则再加热再敷。

功效 此外敷方具有散寒除湿，通痹止痛的功效，主治寒湿腰痛、伴有腰骶部疼痛、沉重不适、压痛点不明显、喜暖畏寒、舌淡脉弱者。遇阴雨天或外感内寒后加剧者尤其适宜使用。

偏方4

胡桃仁饼 ————【来源】民间偏方

材料 胡桃仁(或核桃仁)50克，面粉250克。

调料 白糖少许，食用油适量。

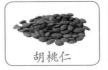
胡桃仁

面粉

用法 将胡桃仁打为碎末，与面粉、白糖混合在一起，加水适量，搅拌均匀，揉成面团，分成一个个小面团，压扁成饼状。锅置火上，下入适量食用油，烧热后，下入面团，煎成薄饼食用。

功效 此品具有补肾御寒、润肠通便的作用。适用于老年人肾虚腰痛伴有畏寒肢冷、大便干结等症。

偏方5

骨碎补脊骨汤 ————【来源】民间偏方

材料 骨碎补15克，猪脊骨500克，红枣4颗。

调料 盐5克。

骨碎补

猪脊骨

红枣

用法 骨碎补洗净，浸泡1小时；红枣洗净。猪脊骨斩件，洗净，余水。将瓦煲内放入2000毫升清水，煮沸后加入骨碎补、猪脊骨、红枣，武火煲开后，改用文火煲3小时，再加盐调味即可。

功效 本品具有活血祛瘀、强筋壮骨的功效，适合腰椎间盘突出症以及瘀血凝滞之骨折患者食用。

杜仲酒 ·········· 【来源】民间偏方

材料 杜仲30克，白酒700毫升。

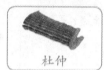

杜仲

白酒

用法 把杜仲、白酒一同放进一罐子里，盖上盖子，泡7天后即可服用，每次10~20毫升，每日2~3次。

功效 杜仲具有补益肝肾、强筋壮骨、调理冲任、固经安胎的功效；白酒有活血通脉、助药力、增进食欲、消除疲劳的作用。二者泡酒饮用，可治疗腰痛。

杜仲猪腰 ·········· 【来源】民间偏方

材料 杜仲15克，猪腰4个。

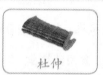

杜仲

猪腰

用法 将杜仲切片，猪腰破开一口使其呈钱包形，反复清洗。然后将杜仲片装入猪腰内，外用卫生纸浸湿后将猪腰包裹数层，置柴灰火中慢慢烧烤，熟后取出去纸，食猪腰。

功效 杜仲可补益肝肾、强筋壮骨；猪腰主要可补肾壮腰。二者合用，可治腰痛。

鳝鱼蒸肉 ·········· 【来源】民间偏方

材料 鳝鱼250克，瘦肉60克。

调料 盐适量。

鳝鱼

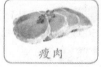

瘦肉

用法 将鳝鱼去内脏，洗净切碎；瘦肉洗净，切碎；二者放入盘子中，下入适量盐，拌均匀，放入碗内上笼蒸熟食用。

功效 此方具有滋补肝肾、祛风通络、益气消肿的功效，适用于五脏虚衰所引起的气少乏力、腰膝酸软等症。

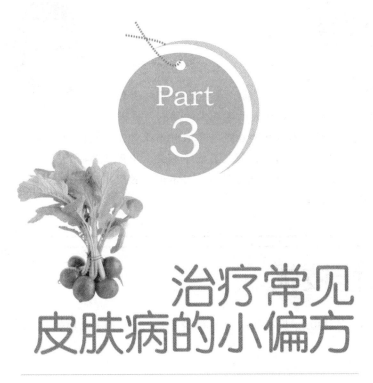

Part 3

治疗常见
皮肤病的小偏方

　　"面子无小事"，现在没有人不重视个人形象，没有人不想拥有健康皮肤，没有人不想要给别人留下美好的第一印象。皮肤作为人体的第一道生理防线，时刻参与着身体的各项活动，维持着身体和自然环境的对立统一，而身体的任何异常情况也可能在皮肤表面反映出来。治疗皮肤病，局部对症治疗很重要，全身的调理同样是关键。本章介绍了几种常见的皮肤科疾病，并分别推荐了对症的小偏方供患者选择，帮助您摆脱痛苦，轻轻松松拥有健康、美丽和自信。

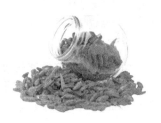

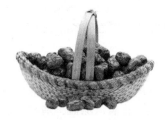

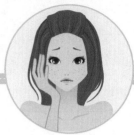

病例1 痤疮

痤疮又叫青春痘、面疱或粉刺、毛囊炎，好发于面部、前胸和后背。皮疹为明显扩大的毛孔中的黑点，挤出后形如小虫，顶端发黑。西医认为痤疮与雄激素水平升高、皮脂分泌增加、毛囊皮脂腺腺管过度角质化、痤疮丙酸杆菌及炎症等有关。中医认为痤疮是肺热、风热、血热、湿热等原因造成的，现代还发现与冲任不调、肾阴不足、血瘀痰结等有关。常见于发育期青少年。

桃仁桂枝粥 .... 【来源】民间偏方

偏方1

【材料】桃仁12克，桂枝10克，茯苓10克，生甘草6克，赤芍10克，牡丹皮10克，粳米80克。

【调料】盐适量。

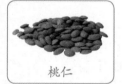

桃仁

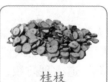

桂枝

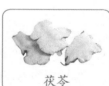

茯苓

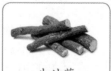

生甘草

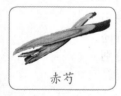

赤芍

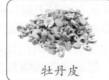

牡丹皮

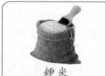

粳米

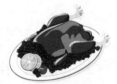

【用法】将桃仁、桂枝、茯苓、生甘草、赤芍、牡丹皮分别用清水洗净，然后同入锅煎取浓汁。粳米洗净，加适量水，倒入药汁熬煮成粥，加盐调味。每日食用1次。

【功效】桃仁具有活血祛瘀、润肠通便、止咳平喘的功效；桂枝可散寒解表；茯苓具有渗湿利水、健脾和胃、宁心安神的功效；生甘草可补脾益气、清热解毒、缓急止痛；赤芍可行瘀、止痛、凉血、消肿；牡丹皮清热凉血、活血散瘀。以上药材合用，适用于痤疮患者。

马齿苋面膜 ————————— 【来源】民间偏方

偏方2

材料 鲜马齿苋适量。

鲜马齿苋

用法 取适量鲜马齿苋洗净，去根，用榨汁机榨取原汁，其汁初炸时色鲜绿而质稠厚，于冰箱4~8℃冷藏，约两小时后自然分层。使用时每次取所备马齿苋清液15毫升，将清洁干燥的面膜纸或纱布浸湿敷于面部，每日1次，每次20分钟。面部油腻、痤疮频发者半月即可见效。

功效 此面膜具有清热利湿、解毒消肿、凉血止血之效，适用于痤疮患者。

枸杞方 ————————— 【来源】民间偏方

偏方3

材料 鲜枸杞适量。

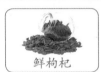
鲜枸杞

用法 取鲜枸杞适量，洗净，捣烂如泥，均匀地涂抹患部并用手轻轻拍打、揉搓，直至其吸收。每日1次。

功效 此方具有补肾益精、清热明目、清肺止咳的功效，能调节机体的免疫功能，适用于痤疮患者。

茵陈方 ————————— 【来源】《千金方》

偏方4

材料 茵陈50克。

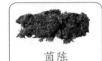
茵陈

用法 茵陈去除杂质，用水冲洗后加适量水煎，每日分2次口服，7天为1疗程，一般治疗2个疗程有见效。服药期间禁用油脂化妆品和外擦药物。

功效 此方具有清热祛湿、退黄的功效，痤疮多因湿热所致，故茵陈亦可治之，还能降血脂，防治冠心病。

病例 2　雀斑、黄褐斑

　　雀斑是发生面部皮肤上的黄褐色点状色素沉着斑，多在3~5岁左右出现皮损，其数目随年龄增长而逐渐增加。黄褐斑为黄褐或深褐色斑片，常对称分布于颧颊部，也可累及眶周、前额、上唇和鼻部，边缘一般较明显。多见于中青年女性。黄褐斑与雀斑均与季节、日晒等因素有关，应尽量避免或减少烈日暴晒，或涂以防晒霜类避光剂以预防雀斑、黄褐斑，在日常饮食中也要多加注意。

冬瓜汁白醋面膜 ———————— 【来源】民间偏方

偏方1

冬瓜汁

白醋

材料　冬瓜汁适量，白醋少许。

用法　取冬瓜汁、白醋各适量，将其调匀涂抹面部，10分钟后洗去，每日2次，连用半月即可除净。

功效　此品具有解毒、利水消痰、除烦止渴、祛湿解暑、软化皮肤、美白的功效，适用于黄褐斑、蝴蝶斑的患者。

黑木耳红枣汤 ———————— 【来源】民间偏方

偏方2

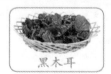
黑木耳

红枣

材料　黑木耳30克，红枣20枚。

用法　将黑木耳洗净，红枣洗净去核，撕成两半，加水适量，煮半个小时左右。每日早、晚餐后各一次。

功效　本食谱中的黑木耳，《本草纲目》中记载其可去面上黑斑。黑木耳可润肤，防止皮肤老化；红枣和中益气、健脾润肤，有助黑木耳祛除黑斑。

益母草方

【来源】民间偏方

材料 益母草适量。

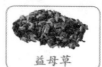

益母草

用法 取益母草适量，用清水稍作冲洗，去除杂质，把益母草放入茶杯中，倒入适量沸水浸泡，代茶频饮。

功效 此品具有活血化瘀、消除斑块的功效，适用于黄褐斑、老年斑的患者，常喝还能调经，对女性有非常好的食疗功效。

桑叶方

【来源】民间偏方

材料 干桑叶500克。

干桑叶

用法 取干桑叶500克，经隔水蒸煮消毒，去除杂物，干燥处理后备用。使用时，每日取15克，沸水浸泡后代茶饮用。连服1个月为1个疗程，一般患者服用半个月后，即有明显疗效，可见斑块部分消退，或色素变浅。

功效 此方具有疏散风热、平肝明目、清肺润燥、凉血止血的功效，适用于黄褐斑、雀斑患者。

莱菔子方

【来源】民间偏方

材料 莱菔子适量。

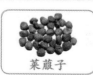

莱菔子

用法 取莱菔子适量，用文火炒至略焦且闻有香气时取出，冷却后研碎，装瓶备用。每次取6克，用温水调匀，涂于患处，10～15分钟后洗去，可淡化色斑。

功效 此品具有清肺止咳、化痰、美容、消食导滞、降气化痰的功效，适用于黄褐斑、老年斑等患者使用。

病例3 头皮屑

　　健康的头皮生态环境由三大平衡维持：油脂、菌群、代谢平衡。当头皮油脂分泌失衡，头皮就会出油变得油腻；当头皮菌群环境失衡，有害菌大量滋生，就会出现头痒的现象；而头皮角质层代谢过快，脱落就形成头屑。头屑多的朋友平时除了应该注意养成良好的生活习惯和饮食习惯外，还应多摄取碱性食物，避免进食过多的酸性食物、油炸食品和甜食，还要忌吃辛辣和刺激性食物。

透骨草桑枝方 ——————— 【来源】民间偏方

偏方1

材料 透骨草100克，桑枝50克。

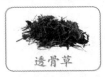
透骨草

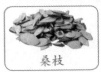
桑枝

用法 将透骨草、桑枝去除杂质，用清水冲洗净，加水1000毫升，浓煎取汁，倒入脸盆中。待药汁稍凉后，用毛巾蘸药汁洗头部，20分钟后用清水冲净，每日洗2次，一周左右即可见效。

功效 此方具有去屑止痒的功效，适合头皮屑多、头皮容易瘙痒的患者。

桑白皮方 ——————— 【来源】民间偏方

偏方2

材料 桑白皮70克。

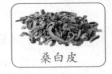
桑白皮

用法 将桑白皮用清水稍作冲洗，放入锅中，加入适量清水，煎药液至2500毫升时洗头，轻轻按摩头皮，让其充分吸收，再用温水冲洗干净。每周1次。

功效 桑白皮有抗菌抗炎的作用，用桑白皮煎水洗头，具有去头皮屑和防脱发的功效，适合于头痒、头皮屑多、脱发患者。

黑豆方

【来源】民间偏方

偏方3

材料 黑豆100克。

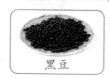

黑豆

用法 黑豆去除杂质，洗净，放入锅中，加入适量的清水煮软，将黑豆过滤。用煮好的汤汁来清洗头发，按摩头皮，让其充分吸收，最后用温水冲洗净即可。

功效 此方具有抑制头皮屑、防止头皮屑再生、乌发的功效，适合于头皮屑多、头发早白的患者。

食醋方

【来源】民间偏方

偏方4

材料 食醋50毫升。

食醋

用法 取一个干净的盆，倒入适量食醋，再把适量温开水掺入食醋中，拌匀洗头，轻轻按摩头发，使其充分吸收，再用温水冲洗干净即可。每周1次。

功效 此方具有补肝益肾、止痒去头屑、乌发的功效，适合于头皮屑多、头发早白、无光泽的患者，对于减少头发分叉也具有一定效果。

菊花叶方

【来源】民间偏方

偏方5

材料 菊花叶40片。

菊花叶

用法 将菊花叶清洗干净后放入锅中，加入适量的清水煎煮，煮成绿色的汁液后，放凉，然后倒入瓶中保存。使用时，取汁液清洗，按摩头皮即可。

功效 菊花叶中含有特殊的精油成分，用菊花叶煮成的汁液来清洗头发，可以有效抑制头皮屑的生长，适合于头皮屑多的患者。

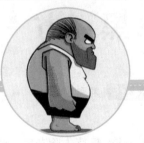

病例④ 斑秃

斑秃俗称"鬼剃头"，用来形容短时间内头发不明原因的大量脱落，形成边界整齐大小不等的脱发斑。患者通常不自知，在理发时或者被别人发现。现代医学认为斑秃与神经系统功能紊乱和免疫反应有关。过度的脑力劳动，长期精神忧虑、焦急、悲伤、惊恐，都属于神经功能紊乱范畴，也是诱发斑秃病的最常见的病因。

红花首乌方 【来源】民间偏方

偏方1

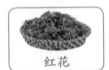
红花

制首乌

材料 红花10克，制首乌20克。

用法 将红花、制首乌去除杂质，用清水稍作冲洗，沥干水分，置于玻璃瓶中，用75%医用酒精300毫升密封浸泡7日，每日摇晃数次。使用时，取药酒涂抹斑秃处，每日3次。

功效 此方具有生发，防止脱发的作用，适合脱发、斑秃的患者使用。

生姜半夏方 【来源】民间偏方

偏方2

生姜

生半夏

材料 生姜6片，生半夏（研末）15克。

调料 香油适量。

用法 先将生姜擦患部1分钟，稍停，再擦1~2分钟，然后用生半夏末调香油涂擦头皮，连续用一段时间，直至生出头发为止。

功效 生姜对头皮毛囊可起到刺激作用，以促进头发生长；生半夏可燥湿化痰、消痞散结。二者合用，可防治脱发，适合于脱发、斑秃患者。

核桃首乌茶

【来源】民间偏方

偏方3

材料 核桃30克，制首乌20克，川芎5克。

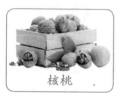
核桃

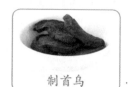
制首乌

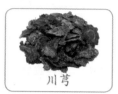
川芎

用法 将制首乌、川芎去除杂质；核桃敲碎，取肉。以上材料用清水洗干净，然后焙干，放入粉碎机中打碎。使用时，每次取6~10克，用开水冲泡，代茶饮。

功效 核桃具有补肾、固精强腰、温肺定喘、润肠通便的功效；制首乌可补肝肾，益精血，乌须发，强筋骨，化浊降脂；川芎可活血行气，祛风止痛。三者合用，可防治脱发，适合于脱发、斑秃患者。

首乌川椒方

【来源】民间偏方

偏方4

材料 制首乌10克，川椒5克，白酒250克。

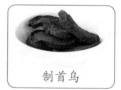
制首乌

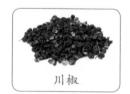
川椒

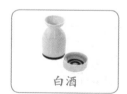
白酒

用法 将制首乌和川椒用清水洗净，然后烘干，将两味药物倒入装有白酒的瓶中浸泡数日。使用时取其浸泡液涂抹患处，每日3次。

功效 制首乌具有补肝肾、益精血、乌须发、强筋骨、化浊降脂的功效；川椒芳香健胃、温中散寒、除湿止痛、杀虫解毒、止痒解腥。二者放入白酒中浸泡，具有生发，防止脱发的功效，适宜脱发及斑秃患者使用。

病例⑤ 酒渣鼻

酒渣鼻又称玫瑰痤疮，常发于颜面中部，鼻尖和鼻翼部，还可延及两颊、颌部和额部。轻度者表现为毛细血管扩张，局部皮肤潮红，油脂多；重度患者可出现红色小丘疹、脓疱；严重者会产生鼻端肥大，鼻部有增大结节，表而凹凸不平，形成赘瘤状称为鼻赘。多见于30～50岁的中年人，女性多于男性，但严重病例一般见于男性，是一种发生于面部的慢性炎症性疾病。

灵芝面糊　　　　　　　　　　【来源】民间偏方　偏方1

灵芝

材料 灵芝30克。

用法 将灵芝切片，然后研磨成细粉，用纯净水调为糊状。使用时，先用温水清洗患部，再将灵芝糊，外涂患部，留置60分钟后用温水洗掉，每日早晚各1次。

功效 灵芝具有补气养血、养心安神、止咳平咳的功效，将其制成面糊，尤其适合于酒渣鼻患者外用。

马蹄汁　　　　　　　　　　【来源】民间偏方　偏方2

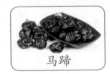
马蹄

材料 马蹄适量。

用法 将新鲜马蹄洗净、去皮后，横切成两半，反复地涂擦酒渣鼻上，每日5~6次。涂擦后不要用水清洗，鼻子上的粉汁越厚越好，按7天为一疗程，待结厚的壳脱落，酒渣鼻即可治愈。

功效 马蹄有消渴痹热、温中益气、下丹石、消风毒的功效，可用于治疗酒渣鼻。

黄连茶

【来源】民间偏方

偏方3

材料 黄连5克，白糖20克。

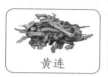
黄连

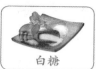
白糖

用法 将黄连用清水冲洗净，放于茶壶中，然后加入适量沸水，盖上盖子，冲泡10分钟，然后加入白糖充分搅匀，代茶饮用。

功效 黄连茶具有清热燥湿、泻火解毒、抗菌抗炎的功效，适合于酒渣鼻患者，症见鼻子出现红色小丘疹、脓疱等。

萝卜白醋方

【来源】民间偏方

偏方4

材料 白萝卜1片，白醋适量。

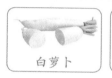
白萝卜

白醋

用法 白萝卜洗净、去皮，切成薄片，蘸上适量白醋涂擦于患处，每次3分钟，每日3次，连用1周。

功效 白萝卜具有下气、消食、除痰润肺、解毒生津、利尿通便的功效；白醋有散瘀、止血、解毒、杀虫的功效。二者合用，可起到清热、杀菌的作用，适合于酒渣鼻患者。

百部药酊

【来源】民间偏方

偏方5

材料 百部50克，75%酒精100毫升。

百部

酒精

用法 百部用清水洗净，去除杂质，烘干，将其倒入装有酒精的容器中，密封浸泡7天即成。使用时用棉签蘸药液外擦患处，每日3次，连续使用7天。

功效 百部具有润肺止咳、杀虫灭虱的功效，与酒精一起浸泡，可起到活血通络、消肿止痛的作用，适合于酒渣鼻患者。

病例6 皮肤瘙痒

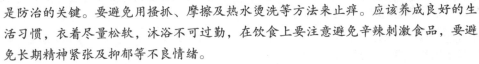

　　皮肤瘙痒是指仅出现皮肤瘙痒而无原发性皮肤损害的皮肤病症状。对皮肤瘙痒症，要寻找病因，且加以避免是防治的关键。要避免用搔抓、摩擦及热水烫洗等方法来止痒。应该养成良好的生活习惯，衣着尽量松软，沐浴不可过勤，在饮食上要注意避免辛辣刺激食品，要避免长期精神紧张及抑郁等不良情绪。

豌豆苗汁 　　　　　　　　　　　　　　　　　　【来源】民间偏方

偏方1

豌豆苗

材料 豌豆苗100克。

用法 将豌豆苗洗干净后，沥干水分榨成汁。使用时，用消毒棉签蘸豌豆苗汁涂抹于皮肤瘙痒处，让其自然风干即可，无须清洗。每日3～5次，轻症者一般连续涂抹一周即可见效。

功效 豌豆苗具有益中气、止泻痢、调营卫、利小便、消痈肿、解乳石毒之功效，用其汁液涂抹皮肤，可治疗皮肤瘙痒症。

花椒皮 　　　　　　　　　　　　　　　　　　【来源】民间偏方

偏方2

干花椒皮

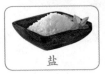

盐

材料 干花椒皮100克，盐少许。

用法 将干花椒皮和盐放入容器中，加500毫升沸水浸泡24小时后，滤去花椒皮，留取花椒水。使用时，以花椒水涂患处，每天2次，连用7天。

功效 花椒皮具有温中散寒、除湿、止痛、杀虫、解鱼腥毒的功效；盐可消炎杀菌。二者合用，可用于治疗皮肤瘙痒等症状。

夏枯草外擦方
————————————————————【来源】民间偏方

偏方3

材料 夏枯草50克，川椒10克，麻油适量。

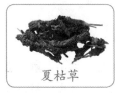
夏枯草

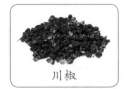
川椒

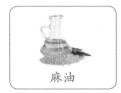
麻油

用法 将夏枯草、川椒去除杂质，用清水冲洗净，焙干后捣碎，加入适量麻油调匀，外擦瘙痒处即可。

功效 夏枯草具有清泄肝火、散结消肿、清热解毒、祛痰止咳、凉血止血的功效；川椒可芳香健胃、温中散寒、除湿止痛、杀虫解毒、止痒解腥。二者与麻油合用，具有抗真菌、消炎，治疗顽癣的作用，适用于皮肤瘙痒患者。

苦参汤
————————————————————【来源】民间偏方

偏方4

材料 苦参、马齿苋各30克，生地榆20克，冰片2克。

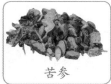
苦参

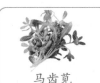
马齿苋

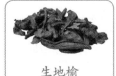
生地榆

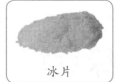
冰片

用法 将苦参、马齿苋、生地榆用清水冲洗净，然后一同放入锅中，加适量清水煎汁，煮沸后转文火续煮20分钟，然后加入冰片2克，拌匀即可。趁热用药水洗患处，每次15分钟，每天2~4次。

功效 此方具有凉血燥湿、清热解毒、疏风止痒、杀虫的功效，适合于荨麻疹、湿疹等皮肤过敏瘙痒剧烈者。

病例 7 **湿疹**

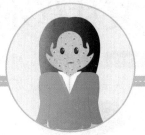

湿疹可发生于任何季节，但常在冬季复发或加剧有渗出倾向，慢性病程，易反复发作，常在红斑基础上有针头到粟粒大小的丘疹，严重时发展到渗液或者结痂，炎症反应明显，有小水疱，常融合成片，境界不清楚。湿疹是一种由内外因素相互作用引发的炎症性皮肤病，每年10月至次年5月多发，且多发生于儿童和老年人。

鱼腥草外用方 ——————————【来源】民间偏方

偏方1

材料 鱼腥草100克。

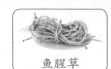

鱼腥草

用法 先将水500克烧开，再放入100克鲜鱼腥草（干草减半），煎3~5分钟。冷却后，用纱布蘸药液洗患处，每日1~2次，可根据病症连续洗7~10天。

功效 鱼腥草具有清热解毒、消肿疗疮的功效，适用于湿疹患者，一般经治疗后，可见局部干燥，渗出液停止或减轻，瘙痒日渐消失。

绿豆糊 ——————————【来源】民间偏方

偏方2

材料 绿豆、香油各适量。

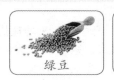

绿豆

香油

用法 绿豆去除杂质，研磨成粉，将绿豆粉放入锅中炒成黄色，晾凉，用香油调匀即可。使用时，取适量敷患处。

功效 绿豆有清热解毒、消暑、利尿、祛痘的作用，与香油一起炒敷，具有清热祛湿的功效，适用于湿疹及湿疹有黄水流出者。

马齿苋苦参方

【来源】民间偏方

偏方3

材料 马齿苋30克，苦参15克，地肤子10克。

调料 凡士林适量。

马齿苋

苦参

地肤子

用法 将马齿苋、苦参、地肤子分别用清水洗净，然后焙干，共研细末，以凡士林调和匀。使用时，每次取适量，外涂患处，每日1次，以1周为1个疗程。

功效 马齿苋具有清热解毒、利水去湿、散血消肿、除尘杀菌、消炎止痛、止血凉血的功效；苦参清热燥湿、杀虫、利尿；地肤子具有清热利湿、祛风止痒的功效。三者合用，可用于治疗湿疹。

鱼腥草粥

【来源】民间偏方

偏方4

材料 鱼腥草30克（鲜者加倍），粳米100克。

调料 白糖适量。

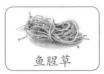
鱼腥草

粳米

用法 将鱼腥草择净，放入锅中，加适量清水，浸泡5~10分钟后，水煎取汁，加粳米煮粥，或将鲜鱼腥草择洗干净，切细，待粥熟时调入粥中，放入白糖，再煮一、二沸即成，每日1剂，连续3~5天。

功效 此品可清热解毒、消痈排脓、利尿通淋。适用于湿疹患者，痰热壅滞所致的肺痈吐血，肺热咳嗽、湿热淋症、水肿尿少、湿热痢疾等。

芦荟炒苦瓜

【来源】民间偏方

偏方5

材料 芦荟350克，苦瓜200克。

调料 盐、味精、香油各适量。

芦荟

苦瓜

用法 芦荟去皮，洗净切成条；苦瓜去瓤，洗净，切成条，做焯水处理。炒锅加油烧热，放苦瓜条煸炒，再加入芦荟条、盐、味精一起翻炒，炒至断生。

功效 本品具有清热解毒、利湿止痒的功效，适合湿毒内蕴型湿疹患者食用。

病例8 荨麻疹

荨麻疹俗称风疹块，是由于皮肤、黏膜小血管扩张及渗透性增加而出现的一种局限性水肿反应，通常在2～24小时内消退，但易反复发生新的皮疹。病程会迁延数日至数月。临床治疗除了对症治疗外，还应尽量找到引起发作的原因，并加以避免。另外，调整自身免疫力，改变过敏性体质也是一个关键。

艾叶汤

【来源】民间偏方 偏方1

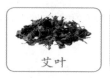

艾叶

白酒

材料 生艾叶10克，白酒100克。

用法 将生艾叶洗干净，下入锅中，倒入白酒，共煎至汁液剩下50克左右，顿服。每天1次，连服3天。

功效 艾叶具有温经止血、散寒止痛、除湿止痒的功效，与白酒煎成汤服用，具有祛风胜湿、升阳发散的功效，适用于荨麻疹患者。

食盐外敷方

【来源】民间偏方 偏方2

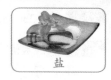

盐

材料 盐20克。

用法 取盐，500毫升50℃热水溶解，将毛巾浸泡后热敷双侧膝盖内侧。每次10分钟。每日2～3次。外敷期间，要注意避免受风，禁食辛辣食物。

功效 食盐具有清热解毒、凉血润燥、滋肾通便、杀虫消炎、催吐止泻的功能，可用于外敷，适用于荨麻疹患者。

偏方3

防风荆芥方

【来源】民间偏方

材料 艾叶25克，防风20克，荆芥20克，透骨草30克。

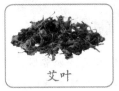
艾叶

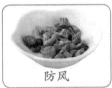
防风

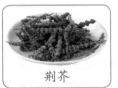
荆芥

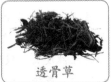
透骨草

用法 将艾叶、防风、荆芥、透骨草分别用清水洗干净，一起放入锅中，加适量清水煎煮成汁，关火，去渣取汁，趁热外洗患处。每剂药可用2天，每天洗2次，洗后要避风寒，否则不但起不到作用，还会加重病情。

功效 艾叶可除湿止痒；防风能祛风解表、胜湿止痛、解痉、止痒。此方具有祛风胜湿、发汗、透疹的功效，适用于荨麻疹患者。

偏方4

麻黄川椒方

【来源】民间偏方

材料 麻黄15克，川椒10克，益母草25克，蛇床子20克。

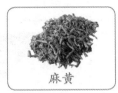
麻黄

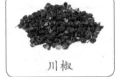
川椒

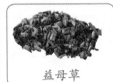
益母草

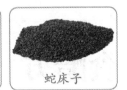
蛇床子

用法 将麻黄、川椒、益母草、蛇床子用清水洗净，然后入锅加水煎汁，去渣取汁，趁热外洗患处。每剂药用2天，每天洗2次，洗后要避风寒。

功效 麻黄可平喘，镇咳，去痰，发汗，利尿，抗炎，解热，兴奋中枢；川椒除湿止痛、杀虫解毒、止痒解腥；益母草活血、祛瘀、调经、消水；蛇床子燥湿，祛风，杀虫。四者合用，具有发汗解表、透疹的功效，适用于荨麻疹患者。

病例⑨ 皮炎

皮炎一般指皮肤对于化学制剂、蛋白、细菌与真菌等物质的变应性反应。皮炎分为很多种，包括脂溢性皮炎、神经性皮炎、接触性皮炎等等，皮炎发生多与不良生活习惯有关，如常用过热的水洗脸，或过频地使用香皂、洗面奶等皮肤清洁剂，平时不注意对紫外线的防护等，这些理化刺激都会改变或损伤皮肤的保护屏障和血管调节功能而导致皮炎的发生。

大黄方 　　　　　　　　　　　　　【来源】民间偏方 偏方1

大黄

材料 大黄50克。

用法 取大黄干品，去除杂质，放入锅中，加适量清水煎煮，去渣取汁，趁热用药液洗患处，每日1剂，每剂可洗2~3次。

功效 大黄具有攻积滞、清湿热、泻火、凉血、祛瘀、解毒等功效，用其煎汁洗浴，可治疗急性皮炎和急性湿疹。

食醋方 　　　　　　　　　　　　　【来源】民间偏方 偏方2

食醋

材料 食醋50克。

用法 取食醋，入锅煎沸浓缩成50克，装瓶备用。使用时，先用温开水洗净患部，再用消毒棉球蘸浓缩醋搽患部，每日早、晚各1次。

功效 食醋具有散瘀、止血、解毒、杀虫的功效，食醋外用涂抹皮肤，可破血运气，杀菌，适用于神经性皮炎患者。

苦参甘草汤

【来源】民间偏方

偏方3

材料 马齿苋、苦参各30克，甘草10克。

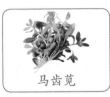
马齿苋

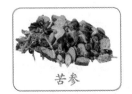
苦参

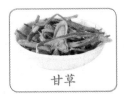
甘草

用法 将马齿苋、苦参、甘草用清水洗净，然后入锅加水煎汁，待药汁变凉后，用毛巾蘸湿后敷患处，每次20分钟，每日1剂，每剂药可用3~5次。

功效 马齿苋具有清热解毒，利水去湿，散血消肿，除尘杀菌，消炎止痛，止血凉血的功效；苦参可清热燥湿，杀虫，利尿；甘草可清热解毒。三者合用外敷，可治疗日光性皮炎。

马齿苋薄荷方

【来源】民间偏方

偏方4

材料 马齿苋50克，薄荷、荆芥各20克。

马齿苋

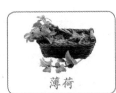
薄荷

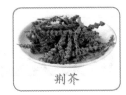
荆芥

用法 将马齿苋、薄荷、荆芥分别用清水洗净，然后放入锅中，加适量清水煎汁，煎煮好后，趁热用水煎药液洗患处，每日2次。

功效 马齿苋可清热解毒，利水去湿，散血消肿，除尘杀菌，消炎止痛；薄荷能收缩微血管，排除体内毒素，改善湿疹、癣，舒缓发痒、发炎和灼伤等症；荆芥能镇痰、祛风、凉血。三者合用，可治疗虫咬性皮炎。

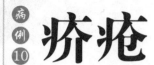

病例10 疥疮

　　疥疮的皮损为针头大小的丘疱疹和疱疹，尤以指间有丘疹、丘疱疹和隧道，夜间剧痒。如果皮损经久不愈，往往发生继发性变化，如抓痕、血痂、点状色素沉着、湿疹样变和脓疱。由于疥疮是疥螨在人体皮肤表皮层内引起的接触性传染性皮肤病，可在家庭及接触者之间传播流行，因此，要做好消毒杀菌，避免家庭成员之间相互传染。

苦参花椒汤 ——————————— 【来源】民间偏方

偏方1

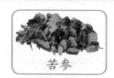
苦参

花椒

材料　苦参30克，花椒9克。

用法　将苦参、花椒去除杂质，用清水洗净，然后入锅煎取汁液，去渣取汁洗患处。一般病症轻者，洗一次即可见效。

功效　苦参具有清热燥湿、祛风杀虫的功效；花椒能温中散寒，除湿，止痛，杀虫，解鱼腥毒。二者合用，能杀菌消毒，适用于疥疮患者。

韭菜大蒜泥 ——————————— 【来源】民间偏方

偏方2

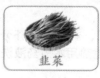
韭菜

大蒜

材料　韭菜100克，大蒜3瓣。

用法　将韭菜洗净，切段；大蒜洗净去皮、拍碎，然后将韭菜段和大蒜捣烂，敷于患处，每天早晚各1次，7天为一疗程。

功效　韭菜具有健胃、提神、止汗固涩、补肾助阳、固精的功效；大蒜可温中健胃、消食理气、杀菌消炎。二者合用，能杀虫解毒，适用于疥疮患者。

土豆生姜方 ——————————— 【来源】民间偏方

偏方3

材料 土豆1个，生姜1块，蜂蜜、面粉各适量。

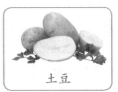
土豆

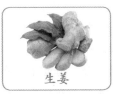
生姜

蜂蜜

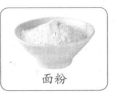
面粉

用法 把土豆去皮，洗净，切成块；生姜洗净，切成片。将土豆块和生姜捣烂如泥（土豆比例占2/3），用量以能盖住患处为准。如捣后过干可加冷水或蜂蜜，过湿可加面粉，以糨糊状为宜，摊于塑料薄膜上，每晚贴于患处，用布袋缠紧，早上揭去。

功效 土豆可缓急止痛；生姜杀菌解毒、消肿止痛。用此法外敷，可以用来治疗痈肿、湿疹、烫伤，是良好的解毒消肿药，适用于疖疮患者。

苦参槟榔糊 ——————————— 【来源】民间偏方

偏方4

材料 苦参、槟榔各等份，香油适量。

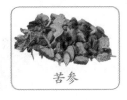
苦参

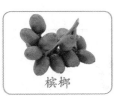
槟榔

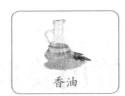
香油

用法 将苦参、槟榔去除杂质，洗净沥干，一起研为细末，然后加入香油调匀即可，外敷于患处。早晚各1次，7天为一疗程。

功效 苦参具有清热燥湿、祛风杀虫、止痒的功效；槟榔能驱虫、抗菌消炎；香油有补血、润肠、生津、通乳、养发、消炎止痒等功效。三者合用外用，可用于治脓疥、湿热疮疡。

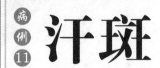

病例⑪ 汗斑

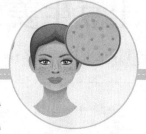

　　汗斑即花斑癣，其皮损特征为点状或小片状淡褐色或灰白色鳞屑性斑疹。它是由一种嗜脂酵母，一种圆形或卵圆形糠秕孢子菌所致的皮肤浅表慢性真菌感染。好发于胸背、腋下、面颈等汗腺丰富部位，在多汗的夏季发病，冬季隐匿。皮损面积较局限者以外用疗法为主，皮损广泛而顽固者可考虑内服系统性抗真菌药。

补骨脂酒精方 偏方1

【来源】民间偏方

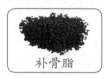

补骨脂　　酒精

材料 补骨脂150克，75%酒精500毫升。

用法 将补骨脂打碎，以酒精密封浸泡2周，期间经常摇动，启封滤去渣，放进瓶子备用。外用。每日2~3次，蘸药酒涂擦患处。

功效 补骨脂具有补肾壮阳、补脾健胃、祛风消斑之功能；酒精可消毒杀菌。二者合用可治牛皮癣、白癜风、汗斑。

鲜山姜米醋方 偏方2

【来源】民间偏方

鲜山姜　　米醋

材料 鲜山姜20克，米醋100毫升。

用法 鲜山姜洗净捣碎，放米醋中浸泡12个小时后，先用肥皂水洗净患处，然后涂药液，每日1次，3日为一疗程。

功效 山姜具有理气止痛、祛湿、消肿、活血通络的功效；米醋能杀菌、去毒。二者合用，可杀菌消炎，适用于治疗汗斑。

硼砂米醋药汁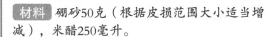

【来源】民间偏方

偏方3

材料 硼砂50克（根据皮损范围大小适当增减），米醋250毫升。

硼砂

米醋

用法 将硼砂、米醋混合置砂锅煮至硼砂溶化，待凉，装瓶备用。洗浴后用棉签蘸药液均匀涂抹患处，每日1次。

功效 硼砂外用清热解毒，消肿，防腐；白醋具有散瘀、止血、解毒、杀虫的功效。二者合用，可用于治疗汗斑。

黄瓜硼砂汁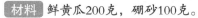

【来源】民间偏方

偏方4

材料 鲜黄瓜200克，硼砂100克。

鲜黄瓜

硼砂

用法 先将黄瓜洗净切片装入容器，再将硼砂放入，略微搅拌后，放置三四个小后，过滤出黄瓜液装入瓶内，放到冰箱里或阴凉处备用。使用时，先清洗皮肤，用消毒纱布块浸黄瓜液涂擦患处，每日3~4次。

功效 硼砂外用清热消肿；黄瓜可除热，清热解毒。二者合用可用于治疗汗斑。

灯芯草硼砂糊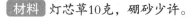

【来源】民间偏方

偏方5

材料 灯芯草10克，硼砂少许。

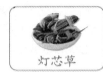
灯芯草

硼砂

用法 将灯芯草、硼砂同放入碗中，加少许水，放入锅中蒸约20分钟，趁热用灯芯草混合硼砂，涂抹患处，每日1~2次。

功效 灯芯草具有清心降火，利尿通淋的功效；硼砂外用清热解毒，消肿，防腐。二者合用，可用于治疗汗斑。

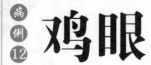

病例 12

鸡眼

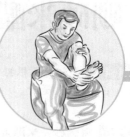

　　鸡眼是由长期摩擦和受压引起的圆锥形角质层增厚，有角质中心核，尖端深入皮内，基底露于外面。多见于青年人，好发于足底及足趾，患者站立或行走时，鸡眼可压迫局部的感觉神经，而引起剧烈的疼痛，致使病人走路艰难，当去除局部压迫或摩擦的病因后，多数鸡眼可逐渐变软，恢复为正常皮肤。患上了鸡眼之后一定不能截掉皮，避免引起皮肤感染影响鸡眼的治愈。

麻黄甘草汤

【来源】民间偏方

偏方1

材料 麻黄、炒杏仁各15克，防己、薏米、白术各30克，甘草10克。

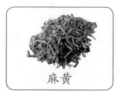
麻黄

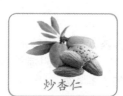
炒杏仁

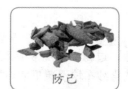
防己

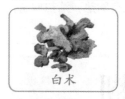
薏米

白术

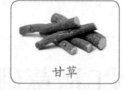
甘草

用法 将麻黄、炒杏仁、防己、薏米、白术、甘草分别用清水冲洗净，然后放入锅中，加500毫升清水煎煮，水煎至250毫升即可关火，去渣取汁。分早晚2次服用，每日1剂，一般服3剂即可止痛。

功效 麻黄具有平喘、镇咳、去痰、发汗、利尿、抗炎、解热，兴奋中枢的作用；杏仁可止咳平喘、润肠通便；防己可利水消肿、祛风止痛；薏米利水渗湿；白术健脾益气、燥湿利水；甘草能清热解毒。以上药材合用，可用于治疗鸡眼引起的疼痛。

鲜豆腐贴敷法 ———————— 【来源】民间偏方

偏方2

鲜豆腐

材料 鲜豆腐1块。

用法 把鲜豆腐洗净切成比鸡眼大两倍的小方块，睡前贴患处，塑料纸包扎，穿袜固定。贴敷3~5天，可自行脱落。

功效 豆腐具有宽中益气、调和脾胃、消除胀满、通大肠浊气、清热散血的功效，用于贴敷鸡眼处，能起到治疗作用。

沙参丹参汤 ———————— 【来源】民间偏方

偏方3

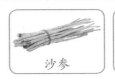
沙参

丹参

材料 沙参、丹参各30克。

用法 将沙参、丹参用清水洗净，然后加入锅中，加适量清水煎取浓汁。每日1剂，分3次服用，连服2~3剂。

功效 沙参具有清热养阴、润肺止咳的功效；丹参具有活血化瘀，凉血、安神的作用。二者合用，可用于治疗鸡眼。

补骨脂药酊 ———————— 【来源】民间偏方

偏方4

补骨脂

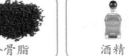
酒精

材料 补骨脂20克，95%的酒精200毫升。

用法 将补骨脂洗净，沥干，捣碎，与酒精一起放入干净玻璃瓶中，密封，每日振动数次，7天后过滤取汁备用。使用时，先用温水浸泡鸡眼，待变软后用小刀修去硬皮，以不出血为度。用棉签蘸补骨脂酊涂于患处，每晚洗脚后涂1次，早上再涂1次。一般患者经1周用药后鸡眼可自行脱落。

功效 此方能补肾壮阳、补脾健胃、杀菌消炎，可用于治疗鸡眼。

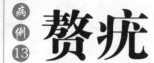 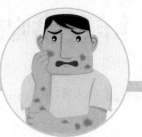

病例 13 赘疣

　　赘疣是指一种皮肤表面赘生物，由人类乳头瘤病毒引起，多见于儿童及青年，潜伏期为1～3个月，能自身接种扩散。根据临床表现和部位，可分为寻常疣、扁平疣、跖疣及疣状表皮发育不良等。多数疣患者在发病1～2年内自行消退，不少患者即使采用深度破坏性方法，有1/3的患者仍复发，因此需慎重选择，对一些能造成永久性瘢痕的疗法，不宜使用。

大蒜泥

【来源】民间偏方　　　偏方1

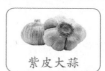

紫皮大蒜

酒精

材料 紫皮大蒜2瓣，75%的酒精。

用法 将大蒜去皮，洗净，捣成糊状。用75%酒精消毒疣体后，用无菌剪刀剪破疣的头部，以见血为度，随即用适量蒜泥贴敷疣体及剪破处，随后用纱布覆盖，胶布固定。也可将蒜瓣切开涂擦疣体。每日3～5次。

功效 大蒜能温中健胃、消食理气、消炎杀菌，与酒精共用，可用于治疗疣。

丝瓜叶汁

【来源】民间偏方　　　偏方2

鲜丝瓜叶

材料 鲜丝瓜叶适量。

用法 将丝瓜叶洗净，揉烂，取其汁涂抹患处，轻轻按摩使其吸收，每日数次。

功效 丝瓜有清凉、利尿、活血、通经、解毒之效，还有抗过敏、洁肤、增白的效果，用丝瓜液擦脸，还能使人皮肤变得光滑、细腻，具有抗皱消炎，预防、消除痤疮及黑色素沉着的特殊功效，可用于治疗皮肤疣。

黄芪党参汤

【来源】民间偏方

偏方3

材料 黄芪30克，党参、白术、茯苓各9克。

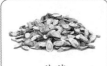
黄芪

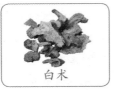
白术

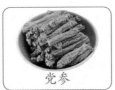
党参

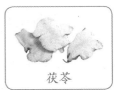
茯苓

用法 将黄芪、白术、党参、茯苓分别用清水洗净，然后放入锅中，加适量清水煎煮，去渣取浓汁，每日1剂，分3次服用。

功效 黄芪有增强机体免疫功能、保肝、利尿、抗衰老、抗应激、降压和较广泛的抗菌作用；白术可健脾益气、燥湿利水；党参可健脾胃、益气补血；茯苓利水渗湿、益脾和胃、宁心安神。四者合用，可用于治疗各种皮肤疣。

葛根粉粥

【来源】民间偏方

偏方4

材料 葛根30克，大米100克，花粉1勺。

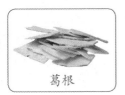
葛根

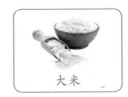
大米

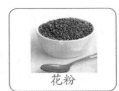
花粉

用法 将大米洗净，泡发。将葛根洗净，沥干，研成粉末。大米与葛根粉、花粉同入砂锅内，加600毫升水，用小火煮至粥稠即可。

功效 葛根具有抗炎的作用，常用于发表解肌、清热除烦、生津止渴、透疹止泻。本品具有祛风散邪、清热生津的功效，适合风热型赘疣患者食用。

病例 14 牛皮癣

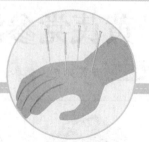

　　牛皮癣即银屑病，是一种病程较长，有易复发倾向的慢性炎症性皮肤病。临床表现以红斑、鳞屑为主，全身均可发病，以头皮，四肢伸侧较为常见，多在冬季加重。病因可能涉及遗传、感染、免疫异常、内分泌因素及饮酒、吸烟、药物和精神紧张等多方面。本病目前尚无特效疗法，但适当的对症治疗可以控制症状。

苦参艾叶汤

【来源】民间偏方 偏方1

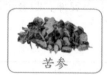
苦参

艾叶

材料 苦参15克，艾叶10克。

用法 将苦参、艾叶用清水洗净，然后入锅加水煎汁，煎水后滤取药液，待其至温热时，浸洗患部。每日1剂，每日2次。

功效 苦参具有清热燥湿、杀虫、利尿的功效；艾叶可温经止血、散寒止痛、除湿止痒。二者合用，可杀菌消毒，适用于牛皮癣患者。

杏仁醋汁

【来源】民间偏方 偏方2

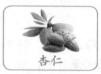
杏仁

米醋

材料 杏仁15克，米醋250毫升。

用法 将杏仁捣碎，与米醋混匀加热，先用温水洗净患处，再趁热洗搽患处，每日1次，连用2~3次，间隔2天再重复使用上法。

功效 米醋可杀菌去毒；杏仁中所含的脂肪油可使皮肤角质层软化，从而达到美容的效果。二者合用，可止咳平喘，润肠通便，驱虫杀菌，可用于治疗牛皮癣。

Part

4

治疗常见
妇科病的小偏方

妇科疾病是女性一生中比较易发、好发的疾病，也最为女性所关注。导致妇科疾病的病因是多种多样的，如七情、六欲、饮食、劳逸、房事、外伤等，只有正确地认识妇科众病，才能真正活出女人的风采。本章介绍了多种常见的妇科疾病，如月经不调、痛经、闭经、子宫疾病、阴道疾病、盆腔炎、乳腺疾病等。每种疾病分别列举了一些辅助治疗的小偏方，让女性在面对常见妇科疾病时不再手忙脚乱！

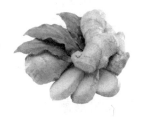

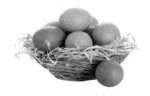

病例①

乳腺炎

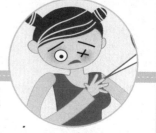

乳腺炎是指发生在乳房部位的一种急性化脓性疾病，多发生于产后3～4周的妇女，尤其是初产妇多见。初期患者有发热恶寒，患侧乳房红、肿、热、痛；炎症浸润时可见乳房增大，红肿胀痛，局部触摸有热、硬感，压痛；脓肿期则乳房肿处呈持续状啄痛。多因乳头破裂，不能吸尽乳汁；或乳头内陷，影响哺乳，乳汁积滞；或产后情致不舒，肝气郁结，乳络不通，郁而化热，热盛肉腐；或产后乳络阻塞，外流不畅，瘀而成痈。

鲜橙汁冲米酒

偏方1

【来源】民间验方

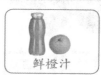
鲜橙汁

米酒

材料 鲜橙汁80毫升，米酒15毫升。

用法 取一个干净的小碗，倒入适量鲜橙汁（橙汁最好是现榨的，这样比较新鲜，口感也好），将米酒倒入小碗中，搅匀即可服用。每日两次。

功效 橙汁富含维生素C，能增强身体抵抗能力；米酒具有补气养血、助消化、健脾养胃、舒筋活血、祛风除湿等功能。二者合用，适用于妇女急性乳腺炎早期，妇女乳汁排出不畅、乳房红肿、硬结疼痛等症的患者。

莲藕煮水

偏方2

【来源】民间验方

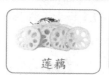
莲藕

蒲公英

材料 莲藕50克，蒲公英40克。

用法 将莲藕洗净，切成片。将莲藕、蒲公英分别用清水冲洗一下，去除杂质，放入锅中，加水煎煮，去渣取汁；取两次过滤药液，混匀后即可服用，每日1剂，分3次温服，连服3～5日。

功效 莲藕具有滋阴养血的功效，可补五脏之虚、强壮筋骨、补血养血、清热、凉血、化瘀；蒲公英具有利尿消炎的功效。本方适用于急性乳腺炎、乳腺增生患者。

偏方3

蒲公英金银花粥

【来源】民间验方

材料 蒲公英60克，金银花30克，粳米50克。

蒲公英

金银花

粳米

用法 先将蒲公英、金银花分别用清水冲洗一下，去除杂质，放入锅中，加水煎煮，去渣取汁；粳米洗净入锅，再加入药汁，熬煮成粥即可食用，每日1剂。

功效 金银花能清热解毒；蒲公英也能清热解毒，还能利尿散结，用于治疗急性乳腺炎、淋巴腺炎、瘰疬、疔毒疮肿、急性扁桃体炎、胆囊炎、尿路感染等症。本方对乳腺炎有辅助治疗的功效。

偏方4

黄花菜炖猪蹄

【来源】民间验方

材料 干黄花菜25克，猪蹄1只。

调料 盐适量。

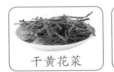
干黄花菜

猪蹄

用法 将干黄花菜泡发，洗净，撕成细丝；猪蹄处理干净，剁成小块，共放入锅中，加水炖煮，加盐调味，煮熟后吃肉、喝汤，每日1剂。

功效 黄花菜具有清热解毒、止血、止渴生津、利尿通乳、解酒毒的功效；猪蹄富含胶原蛋白，能下乳，有利于乳汁通畅，对调理乳腺炎有一定帮助。本方适用于乳腺炎初期的患者。

偏方5

花椒叶米酒方

【来源】民间验方

材料 花椒叶（鲜叶），米酒适量。

花椒叶

米酒

用法 将花椒叶清洗干净，沥干，捣烂如泥，加入适量米酒拌匀，敷患处，每日换药2~3次，连续敷3~5日，以痊愈为度。

功效 米酒具有补气养血、助消化、健脾养胃、舒筋活血、祛风除湿的功能；花椒叶能止痛、杀虫、消炎，并能促进伤口愈合。本方适用于产后乳络阻塞、外流不畅，瘀而成痈，乳痛初起者。

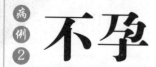

病例 2 不孕

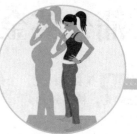

　　女子不孕分为原发性不孕和继发性不孕。有正常性生活、配偶生殖功能正常，未避孕而不受孕者，为原发性不孕；如果曾一度怀孕，但此后就未能受孕为继发性不孕。女性不孕的原因有生殖道堵塞、生殖道炎症、卵巢机能不全和免疫因素等。此外，严重的生殖系统发育不全或畸形、全身性疾病、营养缺乏、内分泌紊乱、肥胖病、神经系统功能失调等，也会影响卵巢功能和子宫内环境而导致不孕。

红花鸡蛋

【来源】民间验方 偏方1

材料 鸡蛋1个，红花1.5克。

鸡蛋

红花

用法 在鸡蛋的顶端打一个小孔，放入红花，轻轻晃动搅匀，用面封好小孔，入锅隔水蒸熟，月经结束后的第一天开始食用，每天1次。

功效 《本草汇言》中记载："红花，破血、行血、和血、调血之药也"。红花具有活血通经、去瘀止痛的功效，能治疗闭经、难产、死胎、产后恶露不尽、瘀血作痛。与鸡蛋合用，能滋补活血，本方适用于子宫发育不良所致不孕者。

鹿角胶粥

【来源】民间偏方 偏方2

材料 鹿角胶15～20克，粳米100克。

鹿角胶

粳米

用法 先将粳米洗净，放入锅中，加入适量清水，熬煮成粥，熬至九成熟时，将鹿角胶烊化，放入粥中，煮沸后调匀即可食用。

功效 鹿角胶具有温补肝肾、益精养血的功效，用于血虚头晕、腰膝酸冷、虚劳消瘦。本方能补肾壮阳、填精和胃，适用于肾阳不足而致的女子痛经、月经不调以及"宫寒"所致的不孕、不育者。

当归羊肉汤

【来源】民间偏方

偏方3

材料 当归20克，羊肉500克。

调料 生姜10克，盐适量。

当归

羊肉

用法 将羊肉洗净，切块，氽水。将当归、生姜加500毫升水，煎取药汁至剩200毫升，去渣，备用。羊肉放入锅内，加水，用文火焖至熟烂，加入药汁，加盐调味即可。

功效 当归具有补血活血、调经止痛的功效，治月经不调、经闭腹痛、症瘕积聚、崩漏、血虚头痛；羊肉能温补身体，本方温阳补血、益肾调经，适用于肾阳虚亏、精血不足、月经不调而致的不孕者。

黄精瘦肉汤

【来源】民间偏方

偏方4

材料 黄精30克，瘦猪肉250克。

调料 生姜、盐各适量。

黄精

瘦猪肉

用法 先将瘦猪肉洗净，切块，氽水；生姜洗净切片；黄精洗净，与猪肉一起放入炖盅中，加姜片，隔水炖熟，加盐调味即可。

功效 黄精具有补气养阴、健脾、润肺、益肾的功效，用于脾胃虚弱、体倦乏力、口干食少、肺虚燥咳、精血不足、内热消渴等症。本方能补气养血、滋阴补元，适用于肝肾精血不足、月经稀少的不孕、不育者。

虫草红枣炖甲鱼

【来源】民间偏方

偏方5

材料 净甲鱼1只，冬虫夏草10枚，红枣10颗。

调料 料酒、盐、葱段、姜片、蒜瓣、鸡清汤各适量。

净甲鱼

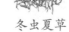
冬虫夏草

红枣

用法 将甲鱼洗净，切块；冬虫夏草洗净；红枣用开水浸泡。将甲鱼块氽烫，捞出。甲鱼放入砂锅中，上放虫草、红枣，加调料，炖2小时，取出，拣去葱、姜即成。

功效 甲鱼具有滋阴、益气养血、调补阴阳的功效；冬虫夏草可益气补虚、抗衰老；红枣能补气养血，三者合用，对月经不调而致的不孕有一定食疗功效。

病例3 月经不调

月经不调是一种常见的妇科疾病，表现为月经周期或出血量的异常，或是月经前、经期时的腹痛及全身症状。月经不调的病因病机，主要是七情所伤或外感六淫，或先天肾气不足；多产房劳，劳倦过度，使脏气受损，肾肝脾功能失常，气血失调，致冲任二脉损伤。女性在经期还应注意保暖，忌寒、凉、生、冷刺激，防止寒邪侵袭；注意休息、避免疲劳，加强营养，增强体质，才能从根本上调理月经不调。

米醋豆腐

【来源】民间验方 偏方1

米醋

豆腐

材料　米醋200克，豆腐250克。

用法　将豆腐洗净后切成小块，装入小锅中，放入适量米醋，以文火煨炖为好，煮熟。饭前食用。

功效　豆腐能益气宽中、生津润燥、清热解毒、和脾胃、抗癌，还可以降低血铅浓度，保护肝脏、促进机体代谢。本方能调经活血，适用于血瘀所致的月经不调者。

黑木耳红枣茶

【来源】民间验方 偏方2

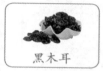
黑木耳

红枣

材料　黑木耳30克，红枣20枚。

用法　将黑木耳、红枣分别洗净，放入锅中，加入适量清水，以武火煮沸，转文火煎煮，共煮汤食用。每日1次，连服7天。

功效　黑木耳能补气、滋阴、补肾、活血；红枣能补脾和胃、益气生津、调和营卫、补气养血。本方适用于气虚型月经不调、月经过多者。

浓茶红糖饮 ———————— 【来源】民间验方

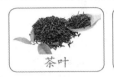
茶叶

红糖

材料 茶叶、红糖各适量。

用法 将茶叶洗净后放入杯中，用开水冲泡成浓茶，去渣后放入红糖，调匀溶化后即可饮用，每日1次。

功效 红糖具有补中舒肝、止痛益气、调经和胃、活血化瘀、健脾暖胃的功效，对风寒感冒、脘腹冷痛、月经不调、产后恶露不绝、喘嗽烦热、妇人血虚、食即吐逆等症有食疗作用。本方适用于月经不调、月经先期量多者。

当归鸡蛋红糖水 ———————— 【来源】民间偏方

当归

鸡蛋

红糖

材料 当归5克，鸡蛋2个，红糖100克。

用法 先将鸡蛋煮熟，剥去壳；与当归、红糖一起入锅，加入适量清水炖煮30分钟，即可食用。建议每周喝1～2次。

功效 当归具有补血活血、调经止痛、润燥滑肠的功效，治月经不调、经闭腹痛、症瘕积聚、崩漏、血虚头痛等；红糖中含有丰富的铁质，有良好的补血作用。本方适用于身体虚弱、月经不调者食用。

红枣益母草汤 ———————— 【来源】民间偏方

红枣

益母草

红糖

材料 红枣20枚，益母草10克，红糖10克。

用法 将红枣、益母草分别洗净后放入锅中，加入适量清水，放入红糖，共炖饮汤。每日早晚各1次。

功效 红枣能补脾和胃、益气生津、调和营卫、补气养血；益母草能活血祛瘀、调经、利水，治月经不调、难产、产后血晕、瘀血腹痛等症。本方适用于经期受寒或贫血等造成的月经不调、疼痛、腰酸患者。

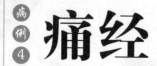

病例 4 痛经

　　女子正值经期或行经前后，出现周期性的小腹疼痛，伴有腰痛、腹胀、乳房胀痛等症状，严重影响生活及工作，称为"痛经"，又称"经行腹痛"。中医认为，正常月经应是无痛、不苦。如果人体气血顺畅，可将子宫内膜"化掉"成血流出体外，不会有血块的气滞表现。痛经主要是由肾气亏虚、气血不足，加上精神压力，令肝气郁结，以致气血运行不顺而造成的。

山楂红糖饮
【来源】民间验方 偏方1

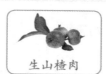
生山楂肉

红糖

【材料】生山楂肉50克，红糖30克。

【用法】先将山楂用水洗净，放入锅中，加少量清水，用武火煮沸，转文火煎煮，去渣取汁，倒入杯中，放入红糖，搅匀后趁热服用。

【功效】红糖具有补中舒肝、止痛益气、调经和胃、活血化瘀、健脾暖胃的功效；山楂具有消食化积、理气散瘀、收敛止泻、杀菌等功效。本方适用于月经不调、痛经、月经延后者。

艾叶红花饮
【来源】民间偏方 偏方2

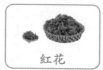
红花

生艾叶

【材料】红花3克，生艾叶10克。

【用法】将生艾叶洗净，放入杯中，加入红花，冲入开水300毫升，盖上杯盖，闷20~30分钟，徐徐服下。一般在经来前1天或来经时服用2剂。

【功效】艾叶具有理气血、逐寒湿、温经、止血、安胎的功效，治心腹冷痛、泄泻转筋、久痢、吐衄、下血、月经不调、痛经、崩漏、带下、胎动不安等症。本方能调经活血，适用于月经不调、痛经者。

姜枣红糖水 ———————— 【来源】民间验方

偏方3

材料 干姜、红枣、红糖各30克。

 干姜
 红枣
 红糖

用法 将干姜、红枣分别用清水冲洗一下；干姜切片，红枣去核，放入锅中加水适量，放入红糖煎煮，喝汤吃红枣。

功效 干姜能温中逐寒、回阳通脉；红枣能补脾和胃、益气生津、调和营卫、补气养血；红糖具有补中舒肝、止痛益气、调经和胃、和血化瘀、健脾暖胃的功效。本方能温经散寒，适用于寒性痛经及黄褐斑。

姜枣花椒汤 ———————— 【来源】民间验方

偏方4

材料 生姜25克，红枣30克，花椒100克。

 生姜
 红枣
 花椒

用法 将生姜去皮洗净切片，红枣洗净去核，与花椒一起装入砂锅中，加1碗半水，用文火煎剩大半碗，去渣留汤饮用，每日1剂。

功效 花椒有芳香健胃、温中散寒、除湿止痛、杀虫解毒、止痒解腥之功效，对呕吐、风寒湿痹、齿痛等症有食疗作用。一般作为调味料食用，还可以药用。本方温中止痛，适用于寒性痛经者。

艾叶红糖水 ———————— 【来源】民间偏方

偏方5

材料 炒艾叶9克，红糖10克。

 炒艾叶
 红糖

用法 将炒艾叶用开水煮沸，放入红糖后继续煎煮数沸，温服即可。

功效 红糖具有补中舒肝、止痛益气、调经和胃、和血化瘀、健脾暖胃的功效；艾叶具有理气血、逐寒湿、温经、止血、安胎的功效，治心腹冷痛、泄泻转筋、久痢、吐衄、下血、月经不调、痛经、崩漏、带下、胎动不安等症。本方可温经散寒，适用于小腹冷痛型痛经者。

病例 5 阴道炎

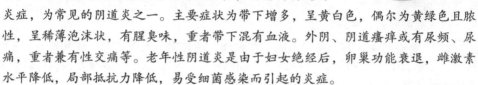

常见的阴道炎有滴虫性阴道炎和老年性阴道炎两种。滴虫性阴道炎是由阴道毛滴虫生长在阴道内引起的炎症，为常见的阴道炎之一。主要症状为带下增多，呈黄白色，偶尔为黄绿色且脓性，呈稀薄泡沫状，有腥臭味，重者带下混有血液。外阴、阴道瘙痒或有尿频、尿痛，重者兼有性交痛等。老年性阴道炎是由于妇女绝经后，卵巢功能衰退，雌激素水平降低，局部抵抗力降低，易受细菌感染而引起的炎症。

白果鸡蛋

【来源】民间偏方 偏方1

材料 鸡蛋1枚，白果1颗。

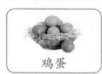
鸡蛋

白果

用法 将白果洗净，去皮和心；在鸡蛋的一头打一个洞，将白果塞入，并用湿纸糊好洞口。将鸡蛋放入锅中，加水煮熟后即可食用。

功效 白果具有敛肺气、定喘嗽、止带浊、缩小便的功效，能治哮喘、痰嗽、白带、白浊、遗精、淋病、小便频数等症。本方适用于阴道炎、白带增多、色黄等症。

白萝卜加醋

【来源】民间偏方 偏方2

材料 白萝卜200克，醋适量。

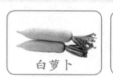
白萝卜

醋

用法 将白萝卜洗净，放入榨汁机中榨成汁备用，每天晚上先用醋清洗阴部，之后用白萝卜汁擦洗，也可深入擦洗。

功效 白萝卜能促进新陈代谢、增强食欲、化痰清热、帮助消化、化积滞，对食积腹胀、咳痰失音、吐血、消渴、痢疾、头痛、排尿不利等症有食疗作用。本方能清热杀菌，适用于阴道炎、外阴瘙痒、白带过多者。

槐花冬瓜子粥 ——————【来源】民间偏方

偏方3

材料 槐花10克，冬瓜子10克，薏米20克，粳米50克。

槐花

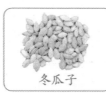
冬瓜子

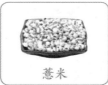
薏米

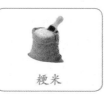
粳米

用法 先把槐花、冬瓜子分别用清水稍微冲洗一下，放入锅中，加入适量清水，以武火煮沸，然后转文火煎煮，去渣取汁备用；薏米、粳米分别洗净，放入锅中，加入滤出的汁液，熬煮成粥，每日做早餐食用。

功效 槐花能凉血止血、清肝泻火，用于血热出血症、目赤、头胀、头痛及眩晕症；冬瓜子也能清热祛湿、杀菌驱虫，对白带湿浊也有一定的调理功效。本方能利湿去菌，适用于滴虫性阴道炎患者。

荠菜猪腰汤 ——————【来源】民间偏方

偏方4

材料 猪腰200克，荠菜300克，生地10克。

调料 盐5克，味精3克，料酒、高汤各适量。

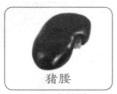
猪腰

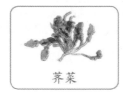
荠菜

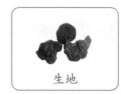
生地

用法 猪腰片开，剔去腰腺，切成片，用盐、料酒稍腌；荠菜洗净，切段；生地洗净备用。锅中加高汤煮沸，加生地，文火煎10分钟，再放入荠菜、腰片，煮熟后加盐、味精调味即可。

功效 荠菜有清热解毒、凉血止血、消炎杀菌的功效；生地能清热凉血；猪腰能补肾强腰，三者同用，对血热或热毒引起的阴道炎、尿道炎、宫颈炎、带下异常以及阴道不规则出血均有较好的食疗作用。

病例6 外阴瘙痒

外阴瘙痒是妇科疾病中很常见的一种症状，外阴是特别敏感的部位，妇科多种病变及外来刺激均可引起瘙痒，使人寝食难安、坐卧不宁。多发生在阴蒂或小阴唇附近，常为阵发性，也可呈持续性。月经期、夜间或使用刺激物后加重。本病属中医"阴痒"、"阴门瘙痒"的范畴。中医认为本病的发生是脾虚生湿、湿盛下注，或肝经湿热下注，或肝肾不足、精亏血虚、生风化燥所致。

白果仁冰糖水

【来源】民间偏方 偏方1

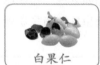
白果仁

冰糖

材料 白果仁200克，冰糖3克。

用法 将白果仁用清水洗净，去心，放入锅中，加入冰糖，用武火煮沸，转文火煎煮约1小时，即可饮用。

功效 白果性平，味甘、涩，归肺经。有敛肺定喘、止带缩尿及化痰的功能，外用则能消毒杀虫；冰糖能补中益气、和胃润肺、止咳化痰、去烦止渴、清热降浊、养阴生津、止汗解毒等功效。本方能去腐生肌、解毒杀虫，适用于阴部瘙痒患者。

大蒜水

【来源】民间验方 偏方2

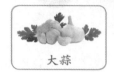
大蒜

材料 大蒜3个。

用法 将大蒜去皮，洗净后放入锅中，加入适量清水，煎煮成大蒜水，熏洗外阴，10次为1个疗程。

功效 大蒜中含硫化合物，具有较强的抗菌消炎作用。现代研究发现，大蒜的挥发油、汁、浸出液及蒜素对多种球菌、杆菌、霉菌、真菌、病毒等均有抑制和杀灭作用。本方适用于外阴瘙痒和滴虫感染者。

绿豆海带粥 ————————————————【来源】民间偏方

偏方3

材料 绿豆30克，海带30克，粳米100克。

调料 白糖适量。

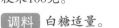
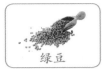 绿豆
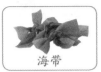 海带
 粳米

用法 先将海带洗净切碎，绿豆浸泡半天，粳米淘洗干净，一起下锅熬成稀粥。在快要熟的时候，加入白糖调味即可。每天早晚服用1次，连续食用7~10天。

功效 绿豆具有降压、降脂、滋补强壮、调和五脏、保肝、清热解毒、消暑止渴、利水消肿的功效；海带能化痰、软坚、清热、降血压、防治夜盲症、维持甲状腺正常功能。海带还能抑制乳腺癌的发生。本方能清热、祛湿、解毒，适用于阴部瘙痒患者。

红枣泥鳅汤 ————————————————【来源】民间偏方

偏方4

材料 泥鳅30克，红枣15克。

调料 盐、味精各适量。

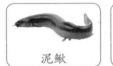 泥鳅
 红枣

用法 泥鳅处理干净，红枣洗净去核，一起放入锅中，加适量水共煮熟，最后加盐、味精各少许，调味服食。饮汤食红枣、泥鳅即可。

功效 红枣具有补脾和胃、益气生津、调营卫、解药毒的功效，治胃虚食少、脾弱便溏、气血津液不足、营卫不和、心悸怔忡等症。本方健脾祛湿，适用于脾虚型外阴瘙痒患者。

黄柏油菜排骨汤 ————————————————【来源】民间偏方

偏方5

材料 黄柏10克，排骨500克，油菜200克。

调料 盐、鸡精、味精各适量。

 黄柏
 排骨
 油菜

用法 油菜、黄柏分别洗净；排骨洗净切成小段，用盐腌8小时至入味。锅上火，注入适量清水，放入排骨、油菜、黄柏一起煲3小时，调入盐、鸡精、味精拌匀即可。

功效 黄柏具有清热燥湿、泻火解毒的功效；油菜可活血化瘀、消肿解毒，两者合用，有消炎杀菌作用，能缓解白带增多或白带中夹有血丝、外阴瘙痒等症状。

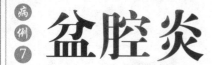

病例⑦ 盆腔炎

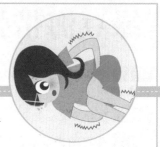

　　女性盆腔生殖器官及其周围的结缔组织、盆腔腹膜发生炎症时，称为"盆腔炎"，是妇女常见病之一，以子宫内膜炎和输卵管炎为多见，下腹部持续性疼痛和白带增多为其主要症状。慢性盆腔炎常为急性盆腔炎未能彻底治疗，或患者体质较差，病程迁延所致。它可使机体发生慢性输卵管炎与输卵管积水、输卵管卵巢炎及输卵管卵巢囊肿、慢性盆腔结缔组织炎。

青皮红花茶

【来源】民间偏方 **偏方1**

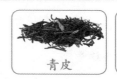
青皮

红花

材料 青皮10克，红花10克。

用法 青皮晾干后切成丝，与红花同入砂锅，加水浸泡30分钟，煎煮30分钟，用洁净纱布过滤，去渣，取汁即成。当茶频频饮用，或早晚2次分服。

功效 青皮能疏肝破气、消积化滞；红花能活血通经、去瘀止痛，治闭经、症瘕、难产、产后恶露不尽、瘀血作痛、痈肿、跌扑损伤。本方能理气活血，适用于气滞血瘀型盆腔炎患者。

荔枝核蜂蜜汁

【来源】民间偏方 **偏方2**

荔枝核

蜂蜜

材料 荔枝核30克，蜂蜜20克。

用法 荔枝核敲碎后放入砂锅，加水浸泡片刻，煎煮30分钟，去渣取汁，趁温热调入蜂蜜，拌匀即可，每日服用2次。

功效 荔枝核能行气散结、祛寒止痛；蜂蜜能润肠通便，促进血液循环，尤其适宜老年人、体弱者、病后、产妇。本方适用于气滞型慢性盆腔炎，但糖尿病患者不宜多食。

桃仁饼 ———————————————————————— 【来源】民间偏方

偏方3

材料 桃仁20克，面粉200克，香油30克，盐适量。

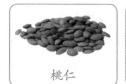
桃仁

面粉

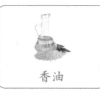
香油

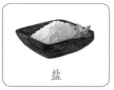
盐

用法 桃仁洗净后研成极细粉，与面粉、少量盐充分拌匀，加沸水100毫升揉透后冷却，擀成长方形薄皮，涂上香油，卷成圆筒形，切成30克的段，擀成圆饼，在平底锅上烤熟即可。早晚餐随意服食，每日数次，每次2块，温开水送服。

功效 桃仁能缓解痛经或经期腰痛，调理经期过长（短）或月经过少（多），同时还能止血，其含有大量胶质，有止血功效。本方能活血祛瘀、润肠通便，止咳平喘、适用于血瘀型盆腔炎患者。

败酱萝卜汤 ———————————————————————— 【来源】民间偏方

偏方4

材料 败酱草100克，金银花20克，蒲公英25克，青萝卜200克。

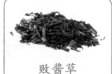
败酱草

金银花

蒲公英

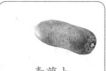
青萝卜

用法 将败酱草、金银花、蒲公英分别洗净，青萝卜洗净去皮，切块；一起放入锅中，加水煎煮，吃萝卜喝汤，每日1剂。

功效 败酱草具有清热解毒、祛瘀排脓的功效，用于阑尾炎、痢疾、肠炎、肝炎、眼结膜炎、产后瘀血腹痛、痈肿疔疮等症；金银花清热消炎；蒲公英抗菌消炎。三者合用，适用于湿热瘀毒型盆腔炎患者。

病例8 宫颈炎

宫颈炎是育龄妇女的常见病，有急性和慢性两种。急性宫颈炎常与急性子宫内膜炎或急性阴道炎同时存在，但以慢性宫颈炎多见。主要表现为白带增多，呈黏稠的黏液或脓性黏液，有时可伴有血丝或夹有血丝。慢性宫颈炎有多种表现，如宫颈糜烂、宫颈肥大、宫颈息肉、宫颈腺体囊肿、宫颈内膜炎等，其中以宫颈糜烂最为多见。本病属中医"带下"、"腹痛"的范畴。脾虚生湿，湿郁生热下注，或外感湿毒之邪而致本病。

冬瓜子粉 【来源】民间验方

偏方1

材料 冬瓜子90克，冰糖适量。

冬瓜子

冰糖

用法 将冬瓜子洗净，放在太阳下晾干，放入捣药器中捣烂，放入锅中，加适量冰糖和清水，一起煎水服用，每日2次。

功效 冬瓜子性微寒、味甘，归脾、小肠经，具有润肺化痰、消痈利水的功效，能治痰热咳嗽、肺痈、肠痈、淋病、痔疮、鼻面酒渣。冰糖能补中益气、去烦止渴、清热降浊、养阴生津。二者合用能化痰、消痈、利水，适用于宫颈炎患者。

艾叶煮鸡蛋 【来源】民间验方

偏方2

材料 鸡蛋2个，艾叶15克。

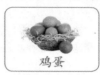
鸡蛋

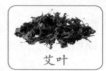
艾叶

用法 将艾叶放入清水中洗净，放入锅中，加入适量清水，以武火煮沸，转文火煎煮20分钟，去渣留汁，放鸡蛋煮熟，食用鸡蛋即可。

功效 艾叶能理气血、逐寒湿、温经、止血、安胎，治心腹冷痛、月经不调、崩漏、带下、胎动不安等症；鸡蛋可补肺养血、滋阴润燥，用于气血不足、热病烦渴、胎动不安等。本方适用于宫颈炎患者。

三味莲子粥 ——————————————【来源】民间偏方

偏方3

【材料】莲子、山药、薏米各60克。

【调料】冰糖适量。

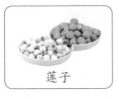
莲子

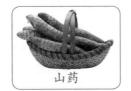
山药

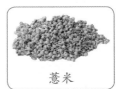
薏米

【用法】将莲子用温水浸泡，去心；薏米和山药分别用水洗净，山药去皮，切片；将三者一起放入锅中，加水适量，武火烧沸，转文火煮成粥，加入冰糖调味，每日服用2次。

【功效】莲子具有固精止带、补脾止泻、益肾养心的功效，用于遗精、滑精、带下清稀、脾虚泄泻等症。山药能补脾养胃、生津益肺、补肾涩精；薏米能健脾补肺、清热利湿。三者合用，能补脾止泻、益肾涩精，适用于脾虚久泻、遗精带下、宫颈炎患者。

鹿茸炖猪小肚 ——————————————【来源】民间偏方

偏方4

【材料】鹿茸6克，白豆蔻15克，猪小肚（猪膀胱）1个。

【调料】盐适量。

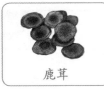
鹿茸

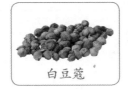
白豆蔻

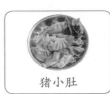
猪小肚

【用法】将猪小肚处理干净，备用；鹿茸、白豆蔻分别洗净，装入处理好的猪小肚中，并用干净的绳子扎紧口，放入锅中，加适量水，用文火慢炖至烂熟，加盐调味即可，食肉喝汤。

【功效】白豆蔻能行气、暖胃、消食、宽中；鹿茸能补肾壮阳、益精生血，主治肾阳不足、精血亏虚所致的畏寒肢冷、阳痿早泄、宫冷不孕；猪小肚具有缩小便、健脾胃的功效。三者合用，对宫颈炎有一定食疗效果。

病例9 子宫肌瘤

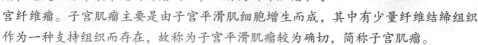

　　子宫肌瘤是女性生殖器官中最常见的一种良性肿瘤，也是人体中最常见的肿瘤之一，又称为纤维肌瘤、子宫纤维瘤。子宫肌瘤主要是由子宫平滑肌细胞增生而成，其中有少量纤维结缔组织作为一种支持组织而存在，故称为子宫平滑肌瘤较为确切，简称子宫肌瘤。

　　中医认为，子宫肌瘤主要是由七情内伤、脏腑功能失调、气滞血瘀所导致，临床表现为腹胀，腹痛且痛无定处，腹部有可移动的包块等。

桃红鳝鱼汤 ———————————— 【来源】民间偏方 ‹偏方1›

材料 桃仁12克，红花6克，鳝鱼400克。

调料 生姜片、酒、盐、味精、食用油各适量。

桃仁

红花

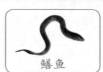
鳝鱼

用法 将桃仁洗净；鳝鱼洗净，切丝，氽水；锅中加水适量，放入红花煎汁。用油起锅，放入鳝鱼丝略炒，加药汁同煮，放入桃仁，再放入姜片、酒煮成汤，最后放少许盐、味精调味，喝汤吃鳝鱼丝即可。每日食用1次。

功效 桃仁能缓解痛经或经期腰痛，同时还能止血，其含有的大量胶质，有止血功效；红花能活血通经、去瘀止痛；鳝鱼能补气养血。本方能益气活血，适用于子宫肌瘤患者。

花生丁香猪尾汤 ———————————— 【来源】民间偏方 ‹偏方2›

材料 猪尾90克，丁香、花生各少许。

调料 盐3克。

猪尾

丁香

花生

用法 猪尾洗净，斩成段；丁香、花生均洗净。净锅上水烧开，放入猪尾氽至透，捞起洗净。将猪尾、丁香、花生放入瓦煲内，加适量水，用武火烧开后改文火煲2.5小时，加盐调味即可。

功效 丁香可温中暖肾、行气散结；花生具有清理体内垃圾和毒素的作用。本品对寒凝血瘀所致的子宫肌瘤有很好疗效。

艾叶当归瘦肉汤 ————————【来源】民间偏方

偏方3

材料 艾叶、当归、元胡各9克，瘦猪肉60克。

调料 盐适量。

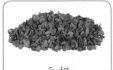

元胡

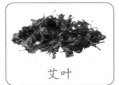

艾叶

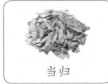

当归

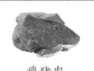

瘦猪肉

用法 将瘦猪肉洗净后切成片。将元胡、艾叶、当归用水煎煮后滤取药汁。将此药汁与瘦肉片一同入锅炖煮至猪肉烂熟，调入盐，可食肉饮汤。

功效 艾叶能理气血、逐寒湿、温经、止血、安胎，治心腹冷痛、月经不调、崩漏、带下、胎动不安；当归能补血活血、调经止痛，治月经不调、经闭腹痛。几者合用，适用于气滞血瘀型子宫肌瘤患者。

益母草煮鸡蛋 ————————【来源】民间偏方

偏方4

材料 益母草30克，陈皮9克，鸡蛋2个。

调料 盐少许。

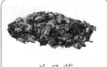

益母草

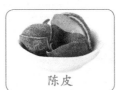

陈皮

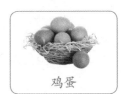

鸡蛋

用法 将益母草、陈皮分别洗净备用，鸡蛋洗净，与益母草、陈皮一起放入锅中，加水适量炖煮至鸡蛋全熟，将熟鸡蛋捞出，剥去外壳后放回锅中炖煮5分钟，放少许盐调味，即可去渣、食蛋、饮汤，每日服1剂。

功效 益母草具有活血祛瘀、调经、利水的功效，治月经不调、难产、产后血晕、瘀血腹痛，及瘀血所致的崩中漏下；陈皮具有理气健脾、燥湿化痰的效果。本方适用于气滞血瘀型子宫肌瘤患者。

病例⑩ 崩漏（子宫出血）

"崩漏"是中医名词，是指非经期经血暴下不止，或淋漓不尽，前者称崩中或经崩，后者称漏下或经漏。本病多发生在青春期及更年期。崩漏多由素体阳盛，或感受热邪，或肝郁化火，阴虚精亏，虚热内扰，血热妄行；素体脾虚，饮食劳倦，损伤脾气，统摄无权；情志不舒，或感受寒湿，瘀血凝滞，血不循经；早婚早育、多产房劳、久病伤肾，封藏不固等引起。

醋煮豆腐 —————————— 【来源】民间偏方 偏方1

材料 豆腐250克，食醋120克。

豆腐

食醋

用法 将豆腐用清水清洗，放入水中浸泡3分钟，取出控干水分，放入锅中，加入适量醋和少许水，武火煮沸，转文火煮熟即成。1次服完，可连服数日，血止后停服。

功效 豆腐能益气宽中、生津润燥、清热解毒、和脾胃、抗癌，还可以降低血铅浓度、保护肝脏、促进机体代谢；醋可散瘀解毒、下气消食、安蛔去蛔，在中药里是收敛气血的要药，善治心腹气血不通，妇人产后血晕等。本方适用于血热崩漏者。

桑寄生红糖水 —————————— 【来源】民间偏方 偏方2

材料 桑寄生30克，红糖15克。

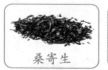
桑寄生

红糖

用法 将桑寄生用清水稍微冲洗，放入锅中，加入适量清水，用武火煮沸，转文火煎煮，水煎两次，去渣取汁液，将其混合，放入适量红糖，再煮片刻，分3次服，每日1剂。

功效 桑寄生能补肝肾、强筋骨、通经络、益血、安胎，治腰膝酸痛、风寒湿痹、胎漏血崩、产后乳汁不下；红糖益气养血、活血化瘀。二者合用，适用于崩漏患者。

偏方3

四物汤

【来源】《仙授理伤续断秘方》

材料 当归9克，川芎6克，白芍9克，熟地黄12克。

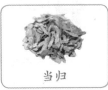
当归

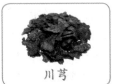
川芎

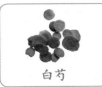
白芍

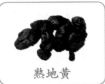
熟地黄

用法 将当归、川芎、白芍、熟地黄分别用清水略微冲洗一下，一起放入锅中，加入适量清水，以武火煮沸，转文火煎煮成汤剂，去渣取汁液，每剂煎3次，分早、午、晚空腹时服。

功效 本方能补血活血、调经化瘀，主要用于妇科月经不调、胎产疾病等辨证属营血虚滞者，还可用于荨麻疹、扁平疣等慢性皮肤病，以及骨伤科疾病、神经性头痛等属营血虚滞，脏腑形体失濡者。

偏方4

黄酒猪皮冻

【来源】民间偏方

材料 猪皮1000克，黄酒200毫升，红糖100克，田七50克。

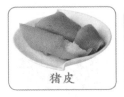
猪皮

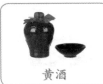
黄酒

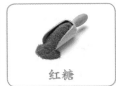
红糖

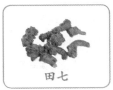
田七

用法 将田七洗净后晾干，切成末备用；猪皮处理干净后放入锅中，加入适量清水，以武火煮沸，转文火慢慢炖煮至黏稠状，此时放入田七末、黄酒、红糖，搅匀后续煮炼成膏状即可，装入碗中，放入冰箱冷藏备用。每次取30克服用即可。

功效 猪皮有滋阴补虚、养血益气、活血止血、补益精血的功效；红糖能益气养血、健脾暖胃、活血化瘀；田七能止血散瘀、消肿定痛，治吐血、血痢、崩漏症痕，产后血晕、恶露不下。几者合用，适用于血热崩漏患者。

病例 ⑪ 带下病

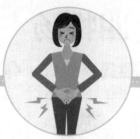

　　"带下病"是指带下绵绵不断，量多腥臭，色泽异常，并伴有全身症状者。带下病症见从阴道流出白色液体，或经血漏下挟有白色液体，淋沥不断，质稀如水者。中医认为，本病主要由于湿邪影响任、带二脉，以致带脉失约、任脉不应所形成。湿邪有内外之别，外湿指外感湿邪，如摄生冷，或久居阴湿之地；内湿，多因饮食不节，劳倦过度，或素体肾气不足，封藏失职，令脾虚失运，肾虚失固所致。

鸡肉白果煎

【来源】民间偏方

偏方1

【材料】 鸡肉200克，白果10克，党参30克，白术10克，山药30克，茯苓15克，黄芪30克。

【调料】 盐适量。

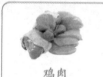
鸡肉

白果

党参

白术

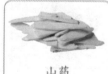
山药

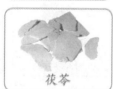
茯苓

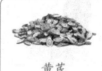
黄芪

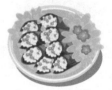

【用法】 将鸡肉洗净备用；白果去皮洗净备用；将党参、白术、山药、茯苓、黄芪分别用清水稍微冲洗，与鸡肉、白果一起放入锅中，加入适量清水，以武火煮沸，转文火煮至肉烂，去药渣，放入适量盐调味，饮汤食肉。每日1剂。

【功效】 白果能敛肺气、止带浊、缩小便，治白带、白浊、遗精、淋病、小便频数；党参能补中益气、健脾益肺；白术能健脾益气、燥湿利水；黄芪能补气固表、排脓敛疮。几者合用，适用于带下病，症见带下色白或淡黄、质黏稠、绵绵不断患者。

扁豆止带煎

【来源】民间偏方

材料 白扁豆30克，山药30克。

调料 红糖、冰糖各适量。

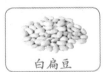
白扁豆

山药

用法 将白扁豆洗净，去皮；与洗净的山药一起放入锅中，加入适量清水，以武火煮沸，转文火共煮至熟，加入适量红糖、冰糖，煮至糖溶化，搅匀即可食用，每日服用2次。

功效 扁豆是甘淡温和的健脾化湿药，能健脾和中、消暑清热、解毒消肿。本方适用于带下病，带下色白或淡黄、质黏稠、无臭气、绵绵不断。

藕汁鸡冠花汤

【来源】民间偏方

材料 莲藕150克，鸡冠花30克。

调料 红糖、冰糖各适量。

莲藕

鸡冠花

用法 将莲藕洗净，去皮后切成大块，放入榨汁机中，搅打成汁液，倒入锅中，放入洗净的鸡冠花，以武火煮沸，转文火续煮20分钟，放入适量红糖、冰糖，煮至糖溶化，搅匀即可食用，每日服2次。

功效 莲藕能凉血行瘀；鸡冠花可凉血止血、有止带、止痢功效，主治功能性子宫出血、白带过多、痢疾等。本方适用于白带病湿热型，带下量多、色黄白、质粘腻、有臭气等症状患者。

大芥菜红薯汤

【来源】民间偏方

材料 白花蛇舌草10克，大芥菜450克，红薯500克。

调料 花生油5毫升，盐3克、姜片适量。

白花蛇舌草

大芥菜

红薯

用法 大芥菜洗净，切段；白花蛇舌草洗净，备用；红薯去皮，洗净，切成块状。锅烧热，加入花生油、姜片、红薯爆炒5分钟，加入1000毫升沸水。煮沸后加入大芥菜、白花蛇舌草，煲滚20分钟，加盐调味即可。

功效 白花蛇舌草、大芥菜均有清热、利湿、解毒、杀菌之功，能消炎抗感染，抑制细菌生长，对阴道炎、外阴瘙痒、宫颈糜烂以及带下黄稠臭秽等症都有食疗作用。

病例12 产后缺乳

产妇在哺乳时乳汁甚少或全无，不足够甚至不能喂养婴儿者，称为"产后缺乳"，又称为"乳汁不行"、"乳汁不下"。是指妇女分娩3天以后即哺乳期间，乳汁分泌过少或全无乳汁的疾患。常因气血虚弱或气滞血瘀引起。主要表现为乳汁稀薄而少，乳房柔软而不胀痛，面色少华，心悸气短等。

鲫鱼汤 〔来源〕民间偏方 偏方1

材料 鲫鱼300克。

调料 食用油15克，葱花5克，生姜片5克，盐2克，胡椒粉1克，料酒少许。

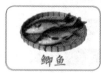
鲫鱼

用法 将鲫鱼去鳞、内脏后，洗净。锅烧热，先用生姜片涂抹锅底，放入食用油，待油烧至七成热，放入鱼，煎金黄，加入料酒、清水烧开，用中火炖至汤呈浓白色，加盐、胡椒粉、葱花调味即可。食肉饮汤，每日3次。

功效 鲫鱼可补阴血、通血脉、补体虚，还有益气健脾、利水消肿、清热解毒、通络下乳、祛风湿病痛之功效。本方能养血通乳，适用于妇女产后缺乳者。

竹笋鲫鱼汤 〔来源〕民间偏方 偏方2

材料 竹笋200克、净鲫鱼1条(约300克)。

调料 黄酒、姜丝、葱花、盐、味精、植物油各适量。

竹笋

鲫鱼

用法 将鲫鱼洗净，加黄酒、姜丝、盐拌匀腌渍。竹笋洗净，切丝；炒锅置旺火上，下油，烧至八成热时，倒入竹笋加姜丝，加盐炒匀，加盖稍焖。再倒入鲫鱼块同焖片刻，注入清水500毫升，烧开后，转用文火煮至熟透，调入味精，撒上葱花即可。

功效 鲫鱼具有补阴血、通血脉、补体虚、通络下乳、利水消肿之功效；冬笋具有清热解毒、滋阴生津的功效。两者同用，对产后乳汁不行的患者有很好的食疗效果。

炒芝麻 —————————— 【来源】民间偏方

偏方3

材料 芝麻50克。

调料 盐少许。

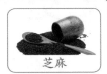

芝麻

用法 炒锅上火烧热，放入芝麻和少许盐，以文火共炒，炒至芝麻溢出香味即成。装入能密封的容器中存储。每日食用2次，连食数日。

功效 芝麻具有润肠、通乳、补肝、益肾、养发、强身体、抗衰老等功效。本方能养血通乳，适用于妇女产后缺乳者。

红薯粥 —————————— 【来源】民间偏方

偏方4

材料 红薯200克，粳米100克。

红薯　　　粳米

用法 将红薯洗净去皮，切成块；粳米洗净后一起放入锅内，加入适量清水，以武火煮沸，转文火煮成稀粥，温热服食。

功效 本方能健脾养胃、益气通乳、润肠通便，适用于脾胃虚弱、产后乳汁不通、便秘、夜盲症患者。

海带佛手豆浆 —————————— 【来源】民间偏方

偏方5

材料 豆浆300克，海带60克，佛手10克。

 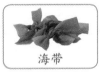 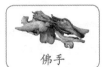

豆浆　　　海带　　　佛手

用法 将海带洗净，放入锅中，加入适量清水，放入洗净的佛手，以武火煮沸，转文火煎煮30分钟，再入豆浆煮30分钟即可饮用。1次饮服，每日1次，连服5日。

功效 海带能消痰软坚、泄热利水、止咳平喘、祛脂降压、散结抗癌；佛手能理气健胃、化痰止咳。本方能行气解郁、散结通乳，适用于产后缺乳者。

病例 13 更年期综合征

更年期对于女性来说，是特指女性卵巢功能从旺盛状态逐渐衰退到完全消失的一个过渡时期，包括绝经和绝经前后的一段时间。一般在45～55岁之间，历时长短不一。其表现为月经量减少，最后绝经。在此阶段，女性会因为机体衰老引起一系列身体不适，如发热、月经紊乱、烦躁易怒、心悸失眠、潮热出汗、情绪失常、面浮肢肿、血压波动、腰腿酸软、神疲乏力等，统称为更年期综合征。

百合枣仁汤

【来源】民间偏方　偏方1

材料 鲜百合50克，酸枣仁15克。

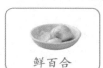
鲜百合

酸枣仁

用法 将酸枣仁洗净，放入锅中，加水适量，以武火煮沸，转文火水煎，去渣取汁；将鲜百合洗净，放入药汁中同煎15分钟即可饮用。每天1剂，食百合饮汤。

功效 酸枣仁能养肝、宁心安神、敛汗，治虚烦不眠、惊悸怔忡、烦渴、虚汗；百合具有养阴润肺、清心安神的功效。二者合用，适用于肝气郁结型更年期心烦、失眠等症的患者。

浮小麦甘草粥

【来源】民间偏方　偏方2

材料 浮小麦100克，炙甘草10克，红枣15克。

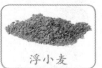
浮小麦

炙甘草

红枣

用法 将炙甘草、浮小麦分别用清水稍微清洗一下，放入锅中，加水适量，以武火煮沸，转文火煎煮，再放入洗净的红枣同煮20分钟即可食用。每天早、晚，各空腹食1碗。

功效 浮小麦能除虚热、止汗；炙甘草能和中缓急、润肺、解毒、调和诸药，常用于脾胃虚弱、倦怠乏力、怔忡等症。二者合用能安神敛汗，适用于更年期综合征患者。

红枣银耳羹 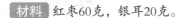 【来源】民间偏方

偏方3

材料 红枣60克，银耳20克。

调料 白糖适量。

红枣

银耳

用法 将红枣洗净，去核；银耳用温水泡发，去杂质后洗净，撕成小片，备用；砂锅内加水适量，放入红枣，武火烧沸，改用文火煮10分钟，加入银耳片，再煮3分钟，调入白糖即成。每日1剂。

功效 银耳能补脾开胃、益气清肠、滋阴润肺、增强人体免疫力。本方能滋阴润燥、宁心安神，适用于更年期综合征患者。

合欢花粥 〜〜〜〜〜〜〜〜〜 【来源】民间偏方

偏方4

材料 合欢花（干品）30克，粳米50克。

调料 红糖适量。

合欢花(干品)

粳米

用法 粳米洗净；将合欢花、粳米、红糖同放入锅中，加水500毫升，用文火煮至粥熟即可。每晚睡前1小时空腹温热食用。

功效 合欢花含有合欢甙、鞣质，能解郁安神、滋阴补阳、理气开胃、活络止痛，治郁结胸闷、失眠、健忘，有较好的强身、镇静、安神、美容的作用。本方能安神解郁、活血悦颜、利水消肿，适用于更年期易怒忧郁、虚烦不安、健忘失眠等症的患者。

生地黄精粥 〜〜〜〜〜〜〜〜 【来源】民间偏方

偏方5

材料 生地、制黄精、粳米各30克。

生地

制黄精

粳米

用法 粳米洗净；先将生地、制黄精分别用清水冲洗一下，一起放入锅中，加水适量，文火煎煮，去渣取汁，用药汁与粳米一起熬煮成粥食用，每日1次。

功效 生地能滋阴清凉、凉血补血，治阴虚发热、消渴、血崩；黄精能补气养阴、健脾、润肺、益肾，用于治疗脾胃虚弱、体倦乏力、口干食少、肺虚燥咳、精血不足、内热消渴。几者合用，适用于更年期综合征患者，症见头昏、心烦易怒、手足心热等。

病例 14 **闭经**

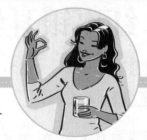

　　女子年逾18周岁，月经尚未来潮，或月经来潮后又中断6个月以上者，称为"闭经"，前者称原发性闭经，后者称继发性闭经。妊娠期、哺乳期、更年期的月经停闭属生理现象，或有的少女初潮2年内偶尔出现月经停闭现象，不作闭经论。中医认为闭经大抵由于精神、饮食、失血、寒邪、湿浊等而导致心、脾、肝、肾功能失调，影响冲任二脉气血失调，导致血海不能满溢。

偏方1

墨鱼香菇冬笋粥 ·············【来源】民间验方

材料 干墨鱼1只，水发香菇、冬笋各50克，猪瘦肉、粳米各100克。

调料 胡椒粉1克，料酒10克，盐适量。

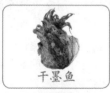
干墨鱼

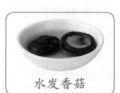
水发香菇

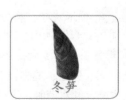
冬笋

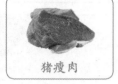
猪瘦肉

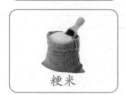
粳米

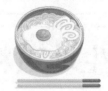

用法 将干墨鱼去骨，用温水浸泡发胀，洗净，切成丝状；猪肉、香菇分别洗净切丝；冬笋去皮洗净切丝；粳米淘洗干净，放入锅中，加水适量，放入肉丝、墨鱼、香菇、冬笋、料酒熬至熟烂，最后调入盐、胡椒粉即可。

功效 墨鱼具有补益精气、健脾利水、养血滋阴、温经通络、通调月经、收敛止血、美肤乌发的功效。本方有补益精气、通调月经、收敛止血、美肤驻颜功效，适用于闭经、白带增多、面色无华的患者。

益母草黑豆汤 ———————— 【来源】民间验方 偏方2

【材料】 益母草30克，黑豆60克。

【调料】 红糖、黄酒各适量。

益母草

黑豆

【用法】 将益母草、黑豆分别洗净，一起放入锅中，加水3碗，以武火煮沸，转文火慢熬，将水煎至1碗，放入适量红糖调服，并加2汤匙黄酒冲饮，每日1次。

【功效】 益母草能活血祛瘀、调经、利水，治月经不调、难产、胞衣不下、产后血晕、瘀血腹痛，及瘀血所致的崩中漏下；黑豆能祛风除湿、调中下气、活血、解毒。本方能活血调经，适用于血瘀所致闭经者。

姜丝炒墨鱼 ———————— 【来源】民间偏方 偏方3

【材料】 生姜50克，去骨墨鱼250克。

【调料】 食用油、盐各适量。

生姜

去骨墨鱼

【用法】 将生姜洗净后切丝，墨鱼处理干净，切片；锅中放入适量食用油烧热，放入姜丝炒香，再放入墨鱼片快速翻炒至熟，加入适量盐调味即可。佐餐食用。

【功效】 墨鱼具有补益精气、健脾利水、养血滋阴、温经通络、通调月经、收敛止血、美肤乌发的功效。生姜具有发汗解表、温中止呕、温肺止咳的功效。本方能补血通经、美容润肤，适宜血虚闭经者食用。

牛膝炖猪蹄 ———————— 【来源】民间偏方 偏方4

【材料】 川牛膝15克，猪蹄2只。

【调料】 黄酒80毫升，盐适量。

川牛膝

猪蹄

【用法】 将猪蹄刮洗干净，切成小块，放入沸水中汆水，捞出备用；与川牛膝一起放入炖盅内，加水适量，放入大锅中，加水500毫升、黄酒、盐，隔水炖至猪蹄熟烂，去川牛膝，食猪蹄肉喝汤。

【功效】 川牛膝能逐瘀通经、通利关节、利尿通淋，用于经闭症瘕、胞衣不下；猪蹄具有补虚弱、填肾精等功效；黄酒能舒筋活血。三者合用，能活血通经、美肤，适用于妇女气滞血瘀型闭经。

乌鸡丝瓜汤

【来源】民间偏方　　偏方5

材料　乌鸡肉150克，丝瓜100克，鸡内金15克。

调料　盐适量。

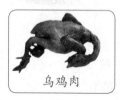
乌鸡肉

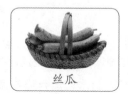
丝瓜

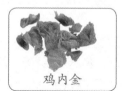
鸡内金

用法　将乌鸡肉处理干净，切块，入沸水中汆去血水，捞出后洗净备用；丝瓜去皮，洗净切成条状，所有食材与鸡内金一起放入锅中，加水适量，以武火煮沸，转文火慢炖成汤，最后加盐调味即可食用。每日1次，食肉饮汤。

功效　乌鸡具有滋阴补肾、养血填精、退热补虚的作用；丝瓜有清暑凉血、解毒通便、祛风化痰、润肌美容、通经络、行血脉、下乳汁、调理月经不顺等功效。本方能滋阴补血，适用于血虚所致闭经者。

墨鱼骨肉片汤

【来源】民间偏方　　偏方6

材料　大田螺200克，猪肉片100克，墨鱼20克，川芎10克。

调料　蜂蜜适量。

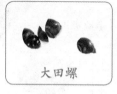
大田螺

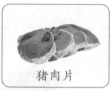
猪肉片

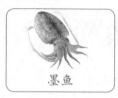
墨鱼

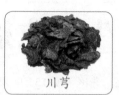
川芎

用法　墨鱼洗净取骨；将田螺用清水洗净，取肉；川芎洗净。砂锅中，注入500毫升清水，加入田螺、猪肉片煮成浓汁。然后将墨鱼骨和川芎加入浓汁中，再用文火煮至肉烂成羹，调入蜂蜜即可。

功效　墨鱼具有滋阴养血、益气补虚的功效；川芎具有行气活血、调经止痛的功效，对气滞血瘀引起的闭经、小腹隐痛等症有很好疗效；田螺、猪肉配伍有助于清热解毒、滋阴补虚，可改善患者体虚症状。

Part

5

治疗常见
男科疾病的小偏方

一般来说，男性较爱面子，出现异常生理或疾病时，常常都会隐瞒，不让别人发现，也很少就医。男性的忌医和把疾病不当回事，认为挺一挺就过去了的心理，使男性疾病在生活中频频发生。另外，男性的生活习惯不如女性有规律，如抽烟、喝酒、熬夜及性生活无度等，同时也缺乏对生殖系统疾病的认识和自我保健意识，从而使得病情加重，甚至恶化。本章介绍了几种常见的男科疾病，分别推荐了对症的小偏方供患者选择，希望能帮助您摆脱烦恼。

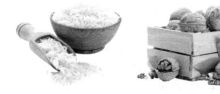

病例① 勃起功能障碍（阳痿）

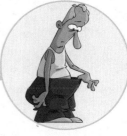

　　阳痿是指男性阴茎勃起功能障碍，表现为男性在有性欲的情况下，阴茎不能勃起或能勃起但不坚硬，不能进行性交活动或发生性交困难。部分患者常有神疲乏力、腰膝酸软、自汗盗汗、性欲低下、畏寒肢冷等现象。阳痿的发病率占成年男性的50%左右，阳痿多为功能性病变，属器质性病变者较少。若因发热、过度疲劳、情绪不佳等因素引起的暂时性阴茎勃起障碍，或因年老性机能减退导致的阴茎不能勃起者，均不能视为病态。

杜仲鹌鹑汤　　　　　【来源】民间偏方

偏方1

材料 鹌鹑1只，杜仲50克，山药100克，枸杞25克，红枣10克。

调料 盐、味精各3克，生姜10克。

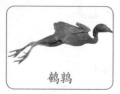

鹌鹑

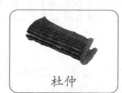

杜仲

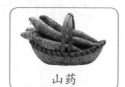

山药

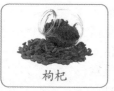

枸杞

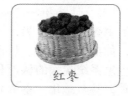

红枣

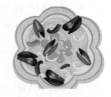

用法 将鹌鹑洗净，去内脏，剁成块；杜仲、山药、枸杞、红枣分别洗净；生姜洗净，切块。把以上用料放入锅内，加清水适量，武火煮滚后，改文火煲3小时，再调入盐、味精即可食用。吃肉喝汤，每天可食用2次。

功效 本方中鹌鹑补中益气，《本草纲目》称其肉"能补五脏，益中续气，实筋骨，耐寒暑，消结热"；杜仲具有补肝肾、强筋骨、降血压、安胎等诸多功效，《神农本草经》列其为上品。谓其"主治腰膝痛，补中，益精气，坚筋骨，除阴下痒湿，小便余沥。久服，轻身耐老"。再配以山药、枸杞，补虚益气，适于阳痿者。

红枣鹿茸羊肉汤 ——————————【来源】民间偏方

偏方2

材料 羊肉300克，鹿茸5克，红枣5枚。

调料 盐6克。

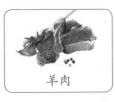
羊肉

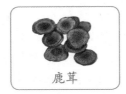
鹿茸

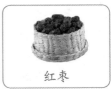
红枣

用法 将羊肉洗净，切块；鹿茸、红枣洗净备用。净锅上火倒入水，调入盐，下入羊肉、鹿茸、红枣，煲至熟时，即可食用。建议每天服用1次。

功效 本品中羊肉补中益气、补肾壮阳；鹿茸滋补强身，《本草纲目》中记载：鹿茸"善于补肾壮阳、生精益血、补髓健骨"。本品非常适合肾阳虚型阳痿、遗精、精冷不育等患者食用。

虫草牛尾汤 ——————————【来源】民间偏方

偏方3

材料 牛尾1条，冬虫夏草8克，当归30克。

调料 盐适量。

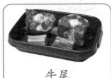
牛尾

冬虫夏草

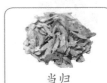
当归

用法 将牛尾去毛洗净，切成段；冬虫夏草、当归分别洗净。把牛尾、冬虫夏草和当归一起放入砂锅中，加适量清水、盐，武火煮沸后转文火煮至牛尾熟烂，即可食用。建议每天食用1次。

功效 牛尾补气养血、强筋骨；冬虫夏草味甘、性平，归肺、肾经，能补虚损、益精气、止咳化痰。本品具有补肾强阳的功效，适合阳痿患者食用。

病例② 早泄

　　早泄是最常见的射精功能障碍，发病率占成年男子的1/3以上。早泄的病因不只是心理性和阴茎局部性因素，还应考虑泌尿、内分泌及神经等系统疾病因素。早泄如同噩梦一般困扰着许多男性，它的危害很大，常会伴有精神抑郁、焦虑或头晕、神疲乏力、记忆力减退等全身性症状。引起早泄的原因也较为复杂，但也不是不可以预防，采用适当正确的方法不仅可以预防早泄，在一定程度上还能够提高男性朋友的性功能。

海螵蛸鱿鱼汤 ————————【来源】民间偏方

偏方1

材料 鱿鱼100克，补骨脂30克，海螵蛸50克，桑螵蛸、红枣各10克。

调料 盐、葱、生姜各适量。

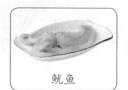
鱿鱼

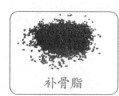
补骨脂

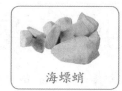
海螵蛸

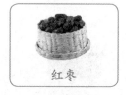
桑螵蛸

红枣

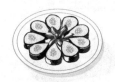

用法 将鱿鱼泡发，洗净，切丝；海螵蛸、桑螵蛸、补骨脂、红枣洗净；葱、生姜洗净，葱切花，生姜切片。将海螵蛸、桑螵蛸、补骨脂水煎取汁，去渣。将鱿鱼、红枣、药汁入锅，同煮至鱿鱼熟后，加盐、葱花、姜片等调服即可。每日食用1次。

功效 鱿鱼滋阴养血、润燥生津；海螵蛸味咸、涩，性微温，归肝、肾经，收敛止血、固精止带；补骨脂补肾壮阳、固精缩尿、温脾止泻、纳气平喘，用于治疗肾虚阳痿，腰膝酸软冷痛，肾虚遗精、遗尿、尿频等。本品具有滋阴补肾、固精止泄的功效，适用于早泄、精关不固、心悸烦热、腰膝酸软的患者。

锁阳药酒

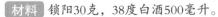 【来源】民间偏方 偏方2

材料 锁阳30克，38度白酒500毫升。

锁阳

38度白酒

用法 将锁阳用清水洗净，沥干，浸泡在装有白酒的玻璃瓶中，7天后饮用，每天2次，每次10毫升。

功效 锁阳补肾润肠，治疗阳痿、尿血、血枯便秘、腰膝痿弱等症。本品具有益精壮阳、养血强筋的功效，适用于早泄、阳痿、遗精、腰膝无力的患者。

韭菜子枸杞茶

【来源】民间偏方 偏方3

材料 炒韭菜子5克，枸杞10克，绿茶3克，

炒韭菜子

枸杞

绿茶

用法 将炒韭菜子、枸杞、绿茶分别去除杂质，用清水冲洗净，然后用沸水冲泡，代茶饮用，可频饮。

功效 韭菜子温肾助阳；枸杞养肝明目、补肾壮阳。本品具有温肾助阳、补肾固精、养血填精的功效，适用于早泄、腰膝酸软、视物模糊、夜尿频多的患者。

首乌核桃羹

【来源】民间偏方 偏方4

材料 粳米100克，核桃50克，何首乌10克。

调料 盐适量。

粳米

核桃

何首乌

用法 何首乌洗净，加5碗水熬成汤汁，煮沸；去渣，保留汤汁，备用。将粳米淘洗干净，放入锅中，加入备好的何首乌汁一同熬煮约30分钟，直至粳米软烂。加入洗净的核桃、盐调味即可。每日可食用2次。

功效 本品具有滋阴补肝肾的功效，适合肝肾亏虚型早泄、遗精等患者食用。

病例3 遗精

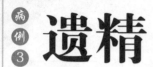

　　遗精分为生理性遗精和病理性遗精。生理性遗精多见于青壮年，未婚或婚后分居。身体健康，精力充沛，或遇事易激动，或劳累易紧张的健康人。病理性遗精多见于中老年，或身体先天不足者。有遗精症状的患者，可选择相应的一些中药偏方治疗。如果是正常的健康人，平时也应该多锻炼身体，劳逸结合，保持健康的心理，预防遗精频繁，影响正常的生活工作。

五子下水汤

偏方1

【来源】民间偏方

材料 鸡心、鸡肝各2个，茺蔚子、蒺藜子、覆盆子、车前子、菟丝子各10克。

调料 葱、生姜、盐各适量。

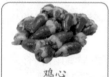

鸡心

鸡肝

茺蔚子

蒺藜子

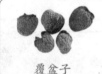

覆盆子

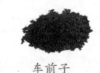

车前子

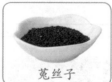

菟丝子

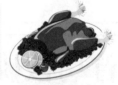

用法 将鸡心和鸡肝洗净，切成片；生姜洗净，切丝；葱洗净，切丝。将茺蔚子、蒺藜子、覆盆子、车前子、菟丝子洗净，放入棉布袋内，扎好，放入锅中，加1000毫升水，以武火煮沸，转文火煮20分钟。捞弃棉布袋，转中火，放入鸡心、鸡肝、姜丝、葱丝煮至熟，加盐调味即可。每日可食用2次。

功效 本方中茺蔚子补中益气、通血脉、填精髓；菟丝子补肾益精、养肝明目、固胎止泄。本品具有益肾固精的功效，适合肾虚阳痿、早泄滑精、腰酸胀痛等患者食用。

巴戟天菟丝子药酒

————————【来源】民间偏方

材料 巴戟天15克，菟丝子15克，覆盆子15克，米酒500毫升。

巴戟天

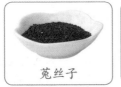
菟丝子

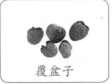
覆盆子

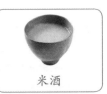
米酒

用法 将中药材去杂质，打磨成粉，装入布袋，置容器中，加入米酒，密封浸泡7日后去布袋即成。每日服用2次，每次10毫升。

功效 巴戟天味辛、甘，性微温，归肾经、肝经。主治肾虚阳痿、遗精早泄、小腹冷痛、小便不禁、宫冷不孕、风寒湿痹、腰膝酸软、风湿肢气等症。菟丝子补肾益精、养肝明目。覆盆子补肝肾、缩小便、助阳、固精、明目，主治阳痿早泄、遗精滑精、尿频遗溺、目昏暗、须发早白等症。适用于遗精患者。

莲子百合煲瘦肉

————————【来源】民间偏方

材料 莲子50克，百合20克，瘦猪肉250克。

调料 盐适量。

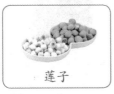
莲子

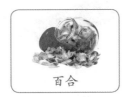
百合

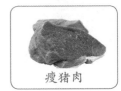
瘦猪肉

用法 将莲子去心洗净；百合洗净；瘦猪肉洗净，切片。将莲子、百合、瘦猪肉放入锅中，加适量水，置文火上煲熟。以盐调味即可。每日佐餐食用2次。

功效 莲子清心醒脾、补脾止泻、养心安神、明目、益肾固精、涩精止带、滋补元气，主治心烦失眠，脾虚久泻，大便溏泄，久痢，腰疼，男子遗精，妇人赤白带下等症。此汤有固摄精气、宁心安神的功效，适合失眠多梦、梦遗的患者食用。

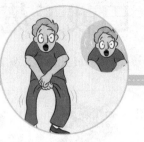

病例4 急性前列腺炎

　　前列腺炎是由多种复杂原因和诱因引起的前列腺炎症，免疫、神经内分泌参与的错综的病理变化，导致以尿道刺激和慢性盆腔疼痛为主要临床表现的疾病。前列腺炎是成年男性的常见病之一。前列腺炎患者应该自我进行心理疏导，保持开朗乐观的生活态度，应戒酒，忌辛辣刺激食物；避免憋尿、久坐及长时间骑车、骑马，注意保暖，加强体育锻炼。

双瓜茯苓猪骨汤 ——————————【来源】民间偏方

偏方1

材料 西瓜、冬瓜各500克，猪骨600克，茯苓15克，杜仲10克，蜜枣5枚。

调料 盐、生姜各适量。

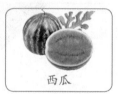

西瓜

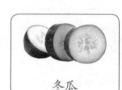

冬瓜

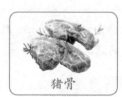

猪骨

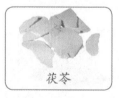

茯苓

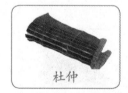

杜仲

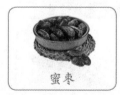

蜜枣

用法 将冬瓜、西瓜洗净，切成块；蜜枣洗净；猪骨斩件，洗净，入沸水中汆去血水；茯苓、杜仲洗净，备用；生姜洗净，切片。将2000毫升清水放入砂锅内，煮沸后加入冬瓜、西瓜、茯苓、杜仲、猪骨、生姜，武火煲开后，改用文火煲3小时，加盐调味即可。每天食用2次。

功效 西瓜、冬瓜利尿通淋；猪骨补肾壮阳；茯苓健脾利湿，利尿；杜仲补肾强腰。因此，本品具有补肾强腰、利尿通淋的功效，适合前列腺患者食用，可减轻前列腺肿大、小便不利等症状。

薏米冬瓜皮鲫鱼汤 ———————— 【来源】民间偏方

偏方2

材料 鲫鱼250克，冬瓜皮60克，薏米30克。

调料 生姜3片，盐少许。

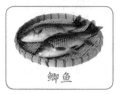
鲫鱼

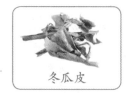
冬瓜皮

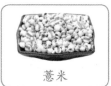
薏米

用法 将鲫鱼剖洗干净，去内脏，去鳃；冬瓜皮、薏米分别洗净；冬瓜皮、生姜切片；将鲫鱼、冬瓜皮、薏米、生姜放进汤锅内，加适量清水，盖上锅盖。用中火烧开，转文火再煲1小时，加盐调味即可食用。每天食用3次。

功效 冬瓜皮性甘而微寒，能治肿胀、消热毒、利小便；薏米味甘、淡，性微寒，有健脾利湿、清热排脓的功能。本品清热解毒、利水消肿，可用于治疗湿热下注所引起的前列腺炎、尿路感染、肾炎水肿等症。

马齿苋荠菜汁 ———————— 【来源】民间偏方

偏方3

材料 鲜马齿苋、鲜荠菜各50克，草薢10克，蜂蜜适量。

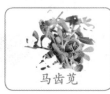
马齿苋

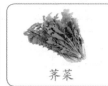
荠菜

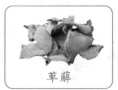
草薢

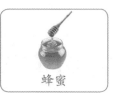
蜂蜜

用法 把鲜马齿苋、鲜荠菜去杂洗净，在温开水中浸泡30分钟，取出后连根切碎，放到榨汁机中，榨成汁。把榨后的马齿苋、荠菜渣及草薢用适量温开水浸泡10分钟，重复绞榨取汁，合并两次的汁，用纱布过滤。把滤药汁放在锅里，用文火煮沸，盛出后加入适量蜂蜜调匀，即可服用。每日服用3次。

功效 马齿苋具有解毒、抑菌消炎、利尿止痢、润肠消滞、去虫、明目等药效。此汤可清热解毒、利湿泻火，对急性前列腺炎、尿路感染、慢性肠炎均有疗效。

病例5 前列腺肥大

前列腺肥大即前列腺增生，是男性老年人常见疾病之一。其发病率随年龄递增，但有增生病变时不一定有临床症状，前列腺增生的早期由于代偿，症状不典型，但随着下尿路梗阻加重，症状逐渐明显。前列腺增生机制尚不太明确，但有研究发现，其与吸烟、肥胖及酗酒、性功能、家族、人种及地理环境有一定关系。所以健康的生活方式，有助于预防前列腺增生。

泽泻红参汤　　　　　　　　　　　　【来源】民间偏方

偏方1

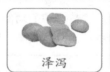
泽泻

红参

材料 泽泻30克，红参10克。

用法 将泽泻和红参分别用清水冲洗净，然后入锅加水煎取浓汁，每日1剂，分3次服用。

功效 泽泻利水渗湿、泄热，治小便不利、水肿胀满、泻痢、痰饮、淋病、尿血等症。红参则大补元气、固脱生津、安神，治劳伤虚损、倦怠、大便滑泄、虚咳喘促、自汗暴脱、惊悸、阳痿、尿频等症。本品适用于老年气虚引起的前列腺肥大。

艾叶菖蒲敷贴　　　　　　　　　　　【来源】民间偏方

偏方2

艾叶

石菖蒲

材料 艾叶60克，石菖蒲30克。

用法 将艾叶切碎，与石菖蒲共入锅中炒热后取出，用干净棉布包好，待温度适宜热熨肚脐部位，直到药凉为止，每日2次。

功效 艾叶味辛、苦，性温，无毒，归脾、肝、肾经，芳香温散，具有温经止血、散寒止痛、降湿杀虫的功效。石菖蒲辛温行散、苦温除湿，主入心、胃二经，既能除痰利心窍，又能化湿以和中。本方适用于气血瘀滞所致的前列腺肥大。

葫芦红枣汤 ————————————— 【来源】民间偏方

偏方3

材料 葫芦50克，冬瓜皮50克，西瓜皮30克，红枣10克。

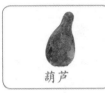
葫芦

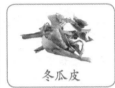
冬瓜皮

西瓜皮

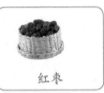
红枣

用法 将葫芦去瓤，留下壳切小片备用。冬瓜皮、西瓜皮、红枣，均洗净。将以上药材放入锅中，加水400毫升，煮至约150毫升时，去渣取汁饮服，可频饮。每日1剂。

功效 葫芦壳味甘，性平，无毒，可消热解毒，润肺利便；冬瓜皮、西瓜皮清热利尿。本品具有利尿除湿的功效，适用于前列腺肥大患者。

贝母苦参汤 ————————————— 【来源】民间偏方

偏方4

材料 贝母25克，苦参20克，党参25克。

调料 白糖少许。

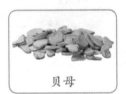
贝母

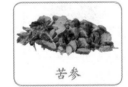
苦参

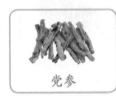
党参

用法 将贝母、苦参、党参分别用清水洗净，然后放入锅中，加水煎取浓汁，加少量白糖调服。每日1剂，分2次服用。

功效 贝母止咳化痰、清热散结；苦参清热燥湿、杀虫、利尿；党参入脾、肺经，补脾益肺，生津养血。本品具有消肿散结、清利下焦湿热、通淋利尿、健脾益气的功效，适合于前列腺肥大引起的小便不通、排尿困难的患者。

病例 6 不育症

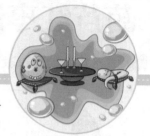

男性不育症是指夫妇婚后同居一年以上，未采取任何避孕措施，由于男性方面的原因导致女方不孕。引发男性不育症的因素包括：长期的精神紧张、严重的营养不良、内分泌疾病、无精或精子过少、精子质量差、精液理化性状异常等精液异常、睾丸本身的疾病、染色体的异常、精子发生功能障碍等引起的生精障碍，精道梗阻、逆行射精、外生殖器异常等。

肉苁蓉炖羊肉

【来源】民间偏方

偏方1

材料 肉苁蓉、核桃各15克，黑枣6枚，羊肉250克，当归10克，山药25克。

调料 盐、米酒各适量。

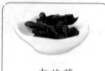
肉苁蓉

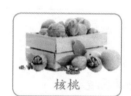
核桃

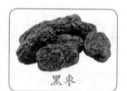
黑枣

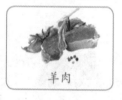
羊肉

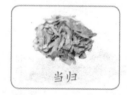
当归

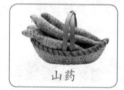
山药

用法 先将羊肉洗净，在沸水中汆烫一下，去除血水和羊膻味。把肉苁蓉、核桃、当归、山药、黑枣洗净放入锅中，羊肉置于药材上方，再加入少量米酒以及适量水，水量盖过材料即可。用武火煮滚后，再转文火炖40分钟，加入盐调味即可。每日食用2次。

功效 肉苁蓉味甘、咸，性温，归肾、大肠经，补肾阳、益精血、润肠通便。可治疗阳痿、不孕、腰膝酸软、筋骨无力、肠燥便秘。本品可以改善肾亏、阳痿、遗精等症状，对于不孕不育症有很好的食疗效果。

核桃仁枸杞粥 ———————————— 【来源】民间偏方

偏方2

【材料】 核桃仁50克，枸杞15克，粳米100克。

【调料】 冰糖15克。

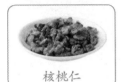
核桃仁

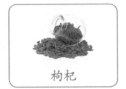
枸杞

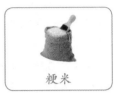
粳米

【用法】 将核桃仁捣碎，与淘洗干净的粳米、枸杞一同入锅，加1000毫升水，用武火烧开后转文火熬煮成稀粥，加冰糖调味即成。做主食食用，每日2次。

【功效】 核桃仁味甘，性温，归肾、肺、大肠经，具有补肾温肺、润肠通便的功效，用于腰膝酸软、阳痿遗精、虚寒喘嗽、大便秘结。枸杞补肝益肾。本品可用于治疗功能性不射精所引起的不育。

枸杞海参粥 ———————————— 【来源】民间偏方

偏方3

【材料】 海参30克，枸杞30克，山药30克，糯米100克。

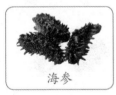
海参

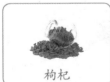
枸杞

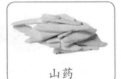
山药

糯米

【用法】 将海参浸透、剖洗干净，切片煮烂；将糯米、山药、枸杞煮成稀粥并与海参混合再煮片刻，调味，每天食用2次。

【功效】 据《本草纲目拾遗》中记载：海参，味甘咸，补肾、益精髓、摄小便、壮阳疗痿，其性温补，足敌人参，故名海参。海参与补肝益肾的枸杞及补脾益气的山药同食，可用于治疗男性不育症。

病例7 性功能降低

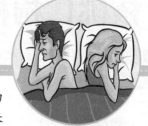

　　性功能降低大多表现为性冲动频度的减少，性能力的减弱。在壮年以后，无论男女，性功能随着年龄的增长而逐渐减退，因此而出现的一系列的性特征变化，都是正常的生理现象。30~40岁时是性功能最旺盛的时期，50岁以后逐渐减退。但是，及早采取一些保健措施，对推迟衰老和保持正常的性功能是很有必要的。

虫草海马鲍鱼

【来源】民间偏方　偏方1

材料 鲍鱼1只，海马4只，鸡肉、猪瘦肉各200克，冬虫夏草10克。

调料 生姜2片，味精、盐各适量。

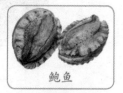
鲍鱼

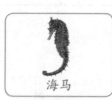
海马

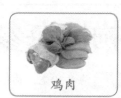
鸡肉

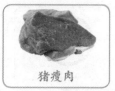
猪瘦肉

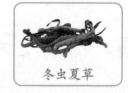
冬虫夏草

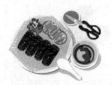

用法 将海马洗净；鲍鱼刷洗干净后放沸水中略烫至两分熟，捞出沥干水分；鸡肉洗净，剁成块；瘦肉洗净，切成大粒；将切好的材料汆水去掉杂质。冬虫夏草洗净。把鲍鱼、海马、鸡肉、猪瘦肉、冬虫夏草放入炖盅，再放入锅中隔水炖4小时。加入生姜片、味精、盐调味即成。每日食用2次。

功效 海马具有强身健体、补肾壮阳、舒筋活络、消炎止痛、镇静安神、止咳平喘等功效；鲍鱼滋阴补阳、止渴通淋。本品具有滋阴补肾、壮阳填精的功效，适合阳事不举、痿软不用的患者食用。

甲鱼芡实汤 ——————————— 【来源】民间偏方

偏方2

材料 甲鱼300克，芡实10克，枸杞5克，红枣4枚。

调料 盐、姜片各适量。

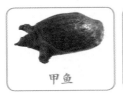
甲鱼

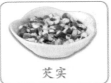
芡实

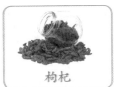
枸杞

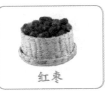
红枣

用法 将甲鱼洗净，斩块，氽水。芡实、枸杞、红枣洗净备用。净锅上火倒入水，调入盐、姜片，下入甲鱼、芡实、枸杞、红枣煲至熟即可。每日食用2次。

功效 甲鱼肉性平、味甘，归肝经，具有滋阴凉血、补益调中、补肾健骨、散结消痞等作用，可防治身虚体弱、肝脾肿大、肺结核等症。芡实能固肾涩精，补脾止泄。本品具有温补肾阳、固精涩遗的功效，适用于性欲减退，遗精、阳痿的患者。

虫草人参乌鸡汤 ——————————— 【来源】民间偏方

偏方3

材料 冬虫夏草5克，人参8克，淫羊藿15克，乌鸡1只。

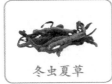
冬虫夏草

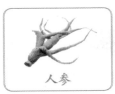
人参

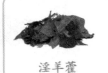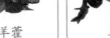
淫羊藿

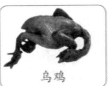
乌鸡

用法 将药材用清水洗净，然后与净乌鸡炖汤食用。早、晚各服1次，饮汤食肉。

功效 冬虫夏草具有补肺益肾，止血化痰的功效；人参大补元气、益气补血、安神益智；淫羊藿补肾壮阳，祛风除湿，治阳痿不举、小便淋沥、筋骨挛急、半身不遂、腰膝无力、风湿痹痛、四肢不仁等症。本品具有补精髓、益气血的功效，适用于阴阳气血皆虚的性功能减退患者。

莲子芡实鸡蛋汤

【来源】民间偏方 · 偏方4

材料 鸡蛋1个，莲子、芡实各30克。

调料 冰糖适量。

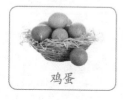
鸡蛋

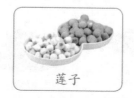
莲子

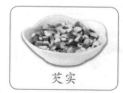
芡实

用法 莲子去心，与芡实一起洗净，备用。将莲子、芡实熬成药汤。加入鸡蛋煮熟，汤内再加入冰糖即可。每日食用2次。

功效 莲子健脾补胃、止泻固精、益肾止带、滋补元气；芡实固肾涩精，补脾止泄。本品具有补脾益肾、固精安神的功效，可治疗阳痿、遗精、早泄、心悸失眠、烦躁、盗汗等症。适宜因男性阳痿不举所引起的性功能低下者食用。

巴戟天淫羊藿药酒

【来源】民间偏方 · 偏方5

材料 巴戟天、淫羊藿各200克，低度白酒1500毫升。

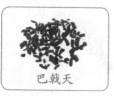
巴戟天

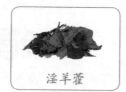
淫羊藿

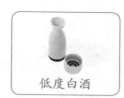
低度白酒

用法 将巴戟天、淫羊藿洗净，去除杂质，与白酒共入容器中，密封浸泡7日，浸泡过程中要摇晃酒瓶。每日服用2次，每次20毫升。

功效 巴戟天补肾助阳、强筋壮骨、祛风除湿，主治肾虚阳痿、遗精早泄、小腹冷痛、小便不禁、宫冷不孕、风寒湿痹、腰膝酸软等症；淫羊藿补肾壮阳、祛风除湿，治阳痿不举。本品具有壮阳祛风的功效，适用于性欲减退、神经衰弱的患者。

Part 6

治疗常见
小儿疾病的小偏方

　　小儿患病后病情"瞬息万变"，一旦服药会遮掩原先的症状而耽误病情，而且一些药物对肝、肾也有损害。由于小儿的肝脏和肾脏功能不全，代谢不够强盛，从而使得毒素易堆积于体内，影响发育或健康，所以小儿用药需谨慎。有医学者认为，小儿患病后如果不太严重，建议家长采用调理或保健的方法来加以缓解，若病情有发展的趋势，则需要就医问诊。这也是防止乱用抗生素，增强小儿体质的一种方法。本章介绍了27种常见的儿科疾病，并分别推荐了对症的小偏方供家长选择，希望患儿对症使用后能早日恢复健康。

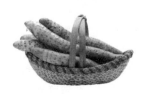

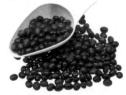

病例① 小儿鼻塞

由于婴幼儿鼻孔、鼻腔本身比较狭窄，稍有分泌物或黏膜肿胀就易阻塞。因此，半岁之内的宝宝时常有鼻音、鼻塞的现象。引起小儿鼻塞的原因可能为感冒，也可能为急性鼻窦炎。妈妈可及时为宝宝清除鼻腔分泌物，如较多，可使用吸鼻器吸除，忌用手抠宝宝的鼻子，以免损伤嫩弱的鼻腔黏膜，引起出血和感染。

葱白姜汤
【来源】民间偏方 偏方1

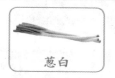 葱白 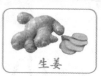 生姜

材料 葱白、生姜各15克。

用法 将葱白洗净，切段；生姜洗净，切片。将葱白和姜片放入锅中，加适量清水，煎取浓汤，然后倒入杯中，让小儿吸入葱白姜汤蒸汽，直至姜汤无蒸汽冒出，每日吸2次。

功效 葱白能宣通上下阳气，发汗解表；生姜消毒杀菌，散热疏风。二者结合，具有抑菌、杀菌，促进血液循环的功效，适合于小儿鼻塞。

葱白豆豉汤
【来源】民间偏方 偏方2

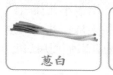 葱白 豆豉

材料 葱白3克，豆豉5克。

调料 白糖少许。

用法 将葱白、豆豉用清水洗净，然后入锅加水煎汁，去渣取汁，加适量白糖即可饮用。每日1剂，分3次服用，一般3～5次有好转。

功效 葱白能宣通上下阳气，发汗解表。《本草经疏》中记载："葱，辛能发散，能解肌，能通上下阳气，故外来怫郁诸症，悉皆主之。"本品可用于治疗因风寒感冒所致的鼻塞。

白萝卜生姜汤
【来源】民间偏方

偏方3

材料 白萝卜1个，白胡椒5粒，生姜3片，陈皮1片。

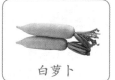
白萝卜

白胡椒

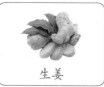
生姜

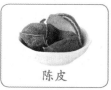
陈皮

用法 将白萝卜洗净，去皮，切片；生姜洗净去皮，切丝；白胡椒、陈皮洗净。将这几种材料放入锅中，加水煎汁，共煎30分钟，每日饮汤2次。

功效 白萝卜清热生津，凉血止血。李时珍的《本草纲目》中曾提到，白萝卜能"大下气、消谷和中、去邪热气。"白胡椒性温热，善于温中散寒，可促进发汗，治疗风寒感冒，对胃寒所致的胃腹冷痛、肠鸣腹泻也有很好的缓解作用。本品具有下气消痰的功效，可用于治疗小儿鼻塞。

豆腐生姜糖水
【来源】民间偏方

偏方4

材料 豆腐500克，生姜10克，红糖、白糖各10克。

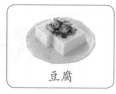
豆腐

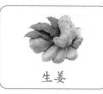
生姜

红糖

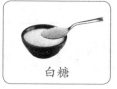
白糖

用法 生姜洗净，切丝。将豆腐洗净，当中挖空，纳入生姜丝、红糖、白糖，放入碗内隔水煮30分钟，去除生姜丝，一次吃完，每日1次，连服4次。

功效 豆腐宽中益气、调和脾胃、消除胀满、通大肠浊气、清热散血。生姜辛而散温，益脾胃，善温中降逆止呕，除湿消痞、止咳祛痰。本品具有清热、生津、润燥的功效，适合于治咳嗽痰喘、鼻塞等症。

病例2 小儿感冒流鼻涕

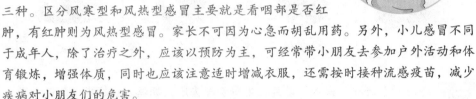

小儿感冒有风寒型感冒、风热型感冒和暑湿型感冒三种。区分风寒型和风热型感冒主要就是看咽部是否红肿，有红肿则为风热型感冒。家长不可因为心急而胡乱用药。另外，小儿感冒不同于成年人，除了治疗之外，应该以预防为主，可经常带小朋友去参加户外活动和体育锻炼，增强体质，同时也应该注意适时增减衣服，还需按时接种流感疫苗，减少疾病对小朋友们的危害。

生姜红糖水 ————————————— 【来源】民间验方 偏方1

材料 生姜5克，红糖适量。

生姜

红糖

用法 将生姜洗净，切片，入锅加水煎汁，煎煮10分钟后，加入红糖调匀至其完全溶化。每日1~2次。

功效 生姜辛而散温，益脾胃，善温中降逆止呕，除湿消痞，止咳祛痰，以降逆止呕为长。红糖性温、味甘、入脾，具有益气补血、健脾暖胃、缓中止痛、活血化瘀的作用。本品具有驱寒的作用，适合于风寒感冒所引起的流清鼻涕。

葱白生姜敷贴 ————————————— 【来源】民间验方 偏方2

材料 葱白30克，生姜1片，胡椒5粒。

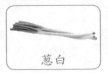
葱白

生姜

胡椒

用法 将以上药材共同捣碎，装入净纱布袋里，填置患儿肚脐，同时饮服适量温白开水，以助驱寒发汗。发汗后，去掉药袋即可。

功效 葱白与生姜均为辛温解表之药，共用则发汗解表、散寒之力更强，可用于治疗外感风寒初起之恶寒、流清涕、鼻塞而轻者；胡椒温中、下气、消痰、解毒，治寒痰食积、脘腹冷痛、反胃等症。本品可用于治疗风寒感冒引起的流涕。

麻黄苏叶贴

【来源】民间偏方

偏方3

材料 麻黄、紫苏叶、葱白、白芷、姜汁各等量。

| 麻黄 | 紫苏叶 | 葱白 | 白芷 | 姜汁 |

用法 将麻黄、紫苏叶、葱白捣如泥，白芷研磨成粉与以上药材拌匀，用姜汁调匀后，敷于肚脐，用胶布固定，有汗发出时取下。

功效 麻黄味辛、微苦，性温，归肺、膀胱经，具有发汗散寒、宣肺平喘、利水消肿的功效。紫苏叶发表、散寒、理气、和营，治感冒风寒、恶寒发热、咳嗽、头痛无汗、气喘、胸腹胀满、呕恶腹泻、咽中梗阻、妊娠恶阻、胎动不安等症。本品具有疏风解表、发散风寒的功效，适合于风寒感冒引起的流鼻涕症状。

金银花菊花茶

【来源】民间验方

偏方4

材料 金银花3克，菊花3克，薄荷5克，蜂蜜适量。

 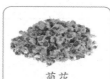 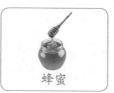

| 金银花 | 菊花 | 薄荷 | 蜂蜜 |

用法 将金银花、菊花、薄荷分别用清水洗净，然后入锅加水煎汁，共煎10分钟，去渣加入蜂蜜拌匀即可。

功效 金银花性寒，味甘气芳香，甘寒清热而不伤胃，芳香透达又可祛邪，它既能宣散风热，还善清解血毒，常用于治疗各种热性病，如身热、发疹、发斑、热毒疮痈、咽喉肿痛等症，均效果显著。本品中金银花与清热的菊花和散热的薄荷搭配使用，可用于治疗风热感冒引起的流浓涕。

病例 3 小儿百日咳

百日咳是小儿常见的急性呼吸道传染病，该病初起时症状很像感冒，常有低烧、咳嗽、吐痰，以后咳嗽逐渐变成阵发性，且咳嗽时涕泪齐流，有时呕吐，弯腰曲背，每次咳嗽快完时，常会发出像鸡叫的尾音，直到咳出黏痰为止。每日发作几次到几十次，晚间尤重，影响睡眠，而且会使眼泡浮肿；不咳时，患儿饮食、游戏如常。年龄愈小，死亡率愈高，患过百日咳后可获得持久性免疫力，一生得两次百日咳极少。

鲜百合粳米粥

【来源】民间验方

偏方1

材料 鲜百合30～50克，粳米50克。

调料 冰糖适量。

鲜百合　　粳米

用法 先将粳米洗净，泡发，备用；鲜百合洗净。砂锅洗净，置于火上，将泡发的粳米倒入砂锅内，加适量水，用武火烧沸后，改文火煮40分钟。米粥快煮稠时，加入百合，稍煮片刻，在起锅前，加入冰糖调味即可。

功效 百合性平，微寒，具有清火、润肺、安神的功效。本品具有滋阴润肺、补养肺气的功效，适合咳嗽日久、肺虚咽干的小儿患者食用。

川贝蒸鸡蛋

【来源】民间偏方

偏方2

材料 川贝6克，鸡蛋2个。

调料 盐少许。

川贝　　鸡蛋

用法 川贝洗净，备用。鸡蛋打入碗中，加入少许盐，搅拌均匀。将川贝放入打散的鸡蛋中，入蒸锅蒸6分钟即可。

功效 川贝具有润肺、止咳、化痰的功效；鸡蛋性平、味甘，归脾、胃经，可补肺养血、滋阴润燥，适用于气血不足、热病烦渴等症，能补阴益血、除烦安神、补脾和胃。本品具有清热化痰、滋阴养肺的功效，适合废气虚弱的百日咳患儿。

偏方3

百部杏仁汤 ....【来源】民间偏方

材料 百部、桑白皮、杏仁各6克。

调料 冰糖1克。

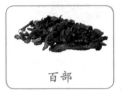
百部

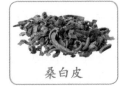
桑白皮

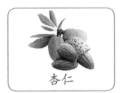
杏仁

用法 将百部、桑白皮、杏仁用清水洗净，然后入锅加水煎汁，煎煮好后去渣取汁，加入冰糖拌匀即可，每日1剂，分3次服用。

功效 百部味苦、微甘，性微温，归肺经，质润降泄，具有润肺止咳、杀虫灭虱的功效。桑白皮消炎杀菌。杏仁止咳平喘、润肠通便。本品中三者结合，具有润肺止咳、平喘的功效，适合于百日咳患儿。

偏方4

红枣胡萝卜饮 ....【来源】民间偏方

材料 红枣12枚，胡萝卜120克，白糖、蜂蜜各适量。

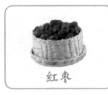
红枣

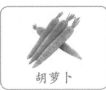
胡萝卜

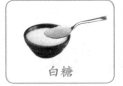
白糖

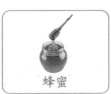
蜂蜜

用法 将红枣洗净；胡萝卜洗净去皮，切块。将红枣、胡萝卜一同放入锅中，加适量清水煎煮，加入少许白糖。取汁液，调入少许蜂蜜，代茶频频饮之，每日2次。连服十余剂。

功效 红枣味甘、性温，归脾胃经，有补中益气、养血安神、缓和药性的功能。胡萝卜富含蔗糖、葡萄糖、胡萝卜素以及钾、钙、磷等成分，食用后，其胡萝卜素经肠胃消化分解成维生素A，可防治夜盲症和呼吸道疾病。本方适用于百日咳恢复期。

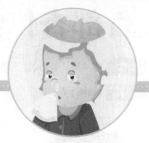

病例4 小儿咳嗽吐黄痰

　　小儿时期，许多外感、内伤疾病及传染病都可兼见咳嗽症状，若咳嗽不是其突出主症时，则不属于小儿咳嗽的病症。小儿咳嗽，其病的病位在肺。除去因为外感引起的咳嗽，内伤咳嗽一般发病较缓，咳声低沉，病程较长，多兼有不同程度的里症，且常呈由实转虚或虚中挟实的症候变化。吐黄痰则是有热邪的体现，可能为外感热邪、燥邪，也可能是风寒感冒病久化热所致，宜清热解毒，宣肺止咳。

枇杷叶粳米粥 ———————————— 【来源】民间验方 偏方1

材料 枇杷叶12克，粳米50克。

调料 冰糖15克。

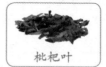　枇杷叶　　粳米

用法 将枇杷叶洗净，用纱布包裹，放入锅中，加水烧煮，去渣取汁。把粳米洗净，放入药汁中煮成粥，加入少许冰糖，待其溶化后即可食用。每日食用2次。

功效 枇杷叶能清肺止咳、降逆止呕，主治肺热咳嗽、气逆喘急、胃热呕吐、哕逆、口干消渴、肺风面疮、粉刺等症。《滇南本草》中记载枇杷叶"止咳嗽，消痰定喘，能断痰丝，化顽痰，散吼喘，止气促。"本品可镇咳、化痰。

百合莲藕炖梨 ———————————— 【来源】民间偏方 偏方2

材料 鲜百合200克，梨2个，莲藕250克。

调料 盐少许。

　鲜百合　　梨　　莲藕

用法 将鲜百合洗净，撕成小片状；莲藕洗净去节，切成小块；梨削皮，切块。把梨与莲藕放入清水中煲2小时，再加入鲜百合片，煮约10分钟。下盐调味即成。

功效 百合清火、润肺、安神。莲藕性寒、味甘，生用具有凉血、散瘀之功，治热病烦渴、吐血、热淋等症；熟用能益血、止泻，还能健脾、开胃。本品具有泻热化痰、润肺止渴的功效，可治疗干咳、咽喉干燥疼痛、咳嗽吐黄痰等症。

川贝百合蒸梨 ⸺⸺⸺⸺⸺ 【来源】民间验方

偏方3

材料 梨1个，川贝5克，百合10克，冰糖少许。

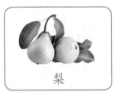
梨

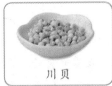
川贝

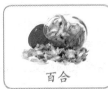
百合

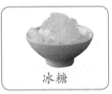
冰糖

用法 将川贝磨成粉末；百合洗净，切碎。把梨靠柄部横断切开，挖去核后放入川贝粉、百合、冰糖。把梨放入碗里，上锅蒸30分钟，至熟即可，每日蒸1个，分2次吃。

功效 川贝具有润肺、止咳、化痰的功效；百合性平，微寒，具有清火、润肺、安神的功效；梨可助消化、润肺清心、消痰止咳、退热、解毒疮，还有利尿、润便的作用。本品具有润肺止咳、化痰的功效，适合于咳嗽吐黄痰患儿。

桑叶菊花茶 ⸺⸺⸺⸺⸺ 【来源】民间偏方

偏方4

材料 桑叶6克，菊花6克，杏仁3克，白糖适量。

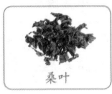
桑叶

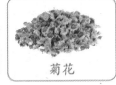
菊花

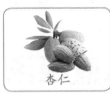
杏仁

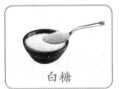
白糖

用法 将桑叶、菊花、杏仁用清水洗净，然后入锅加水煎汁，煎取2次，将2次的药汁合并浓缩至200毫升，分3次服用，每日1剂。

功效 桑叶疏散风热、清肺润燥、清肝明目，适用于治疗风热感冒、肺热燥咳、头晕头痛、目赤昏花等症。菊花具有散风热、平肝明目、消咳止痛的功效，适用于治疗头痛眩晕、目赤肿痛、风热感冒、咳嗽等病症，还具有提神醒脑的功效。本品具有疏风肃肺的作用，适用于小儿风热咳嗽、咳吐黄痰者。

病例5 小儿流行性腮腺炎

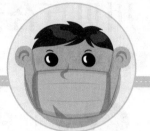

　　流行性腮腺炎是由腮腺炎病毒引起的急性呼吸道传染病，在我国归属于法定丙类传染病。临床以唾液腺急性非化脓性肿胀为特征，常伴发脑膜炎、胰腺炎及睾丸炎等，无特殊治疗药物，主要采取对症处理。小儿腮腺炎本身并非重症，但并发症较多，有些病情较重，故应引起高度重视。

黄白膏 ·········· 偏方1

【来源】民间偏方

材料 生大黄5克，葱白2根，食醋适量。

生大黄

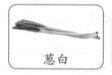
葱白

食醋

用法 将生大黄研成细末，葱白捣烂，加食醋调成糊状，外敷患处。每日1～2次。用药期间忌吃酸性食物。

功效 大黄具有攻积滞、清湿热、泻火、凉血、祛瘀、解毒等功效。而食醋有散瘀、止血、解毒、杀虫的功效。《本草拾遗》中记载，食醋能"破血运，除症决坚积，消食，杀恶毒，破结气，心中酸水痰饮。"本品可用于治疗流行性腮腺炎。

金银花板蓝根汤 ·········· 偏方2

【来源】民间验方

材料 金银花20克，板蓝根15克，冰糖适量。

金银花

板蓝根

冰糖

用法 将金银花、板蓝根洗净放入煲中，加适量水，煎30分钟，再加入冰糖即可。分2次服。

功效 金银花宣散风热、清解血毒，用于治疗各种热性病，如身热、发疹、热毒疮痛、咽喉肿痛等症；板蓝根具有清热解毒、凉血消肿、利咽之功效。本品可清热、泻火、解毒、消肿，对流行性腮腺炎、流感、流脑等流行性传染病均有防治作用。

苍术蔬菜汤 ———————————————— 【来源】民间偏方

偏方3

材料 苍术10克，绿豆芽100克，西红柿250克，白萝卜200克。

调料 盐适量。

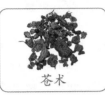
苍术

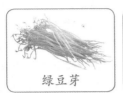
绿豆芽

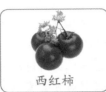
西红柿

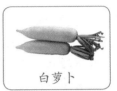
白萝卜

用法 苍术洗净与清水置入锅中，以文火煮沸，滤取药汁备用。白萝卜洗净去皮，刨丝；西红柿去蒂头洗净，切片；绿豆芽洗净。药汁倒入锅中，加入白萝卜、西红柿、绿豆芽煮熟，放入盐调味即可食用。每日食用2次。

功效 苍术味辛、苦，性温，归脾、胃经，芳烈燥散，可升可降，具有燥湿健脾、辟秽化浊、祛风散寒、明目的功效。绿豆芽性凉味甘，能清暑热、通经脉、解诸毒。本品具有抑制腮腺病毒的功效，可用来防治腮腺炎。

金银花双豆汤 ———————————————— 【来源】民间偏方

偏方4

材料 金银花10克，黄豆30克，绿豆160克。

调料 冰糖10克。

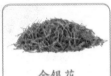
金银花

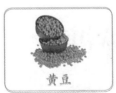
黄豆

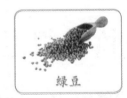
绿豆

用法 将黄豆、绿豆洗净、泡发，入锅中加水1000毫升左右，开武火煮至水沸，再转文火续煮至豆熟透。再将金银花洗净，下入汤中煮5分钟。然后将水面上浮起的金银花、豆皮撇去，最后加冰糖调匀即成。每天食用2次。

功效 金银花清解血毒。《本草纲目》云："绿豆，消肿治痘之功虽同于赤豆，而压热解毒之力过之。且益气、厚肠胃、通经脉，无久服枯人之忌。外科治痈疽，有内托护心散，极言其效。"本品清热凉血、透疹消肿，可有效对抗腮腺炎病毒。

病例6 小儿鹅口疮

鹅口疮又名雪口病、白念菌病，由真菌感染，是儿童口腔的一种常见疾病。其临床表现是在口腔黏膜表面形成白色斑膜，多见于2岁以内婴幼儿。宝宝会因疼痛而拒绝吃奶，造成食量减少，体重增长缓慢。白色念珠菌有时也可在健康人群口腔中发现，但并不致病，当婴儿营养不良或身体衰弱时才会发病，因此，加强婴儿口腔卫生护理，增强其免疫力是关键。

太子参莲子汤 —————— 【来源】民间偏方

偏方1

材料 太子参10克，莲子30克。

调料 冰糖30克。

太子参

莲子

用法 将太子参洗净；莲子洗净，去心。将太子参和莲子放入锅中，加适量水煎20~30分钟，加入冰糖，待其溶化即成，喝汤食莲子。每日食用2次。

功效 太子参味甘、微苦，性平，归脾、肺经，体润性和、补气生津。莲子味甘、涩，性平，归脾、肾、心经，具有益肾固精、补脾止泻、养心安神的功能。本品适用于小儿鹅口疮反复发作，口疮数量少，疼痛较轻，伴口干咽燥、午后潮热者。

竹叶灯芯草冰糖饮 —————— 【来源】民间偏方

偏方2

材料 鲜竹叶20克，灯芯草3根，冰糖适量。

鲜竹叶

灯芯草

冰糖

用法 将竹叶和灯芯草均洗净，和冰糖一起放入锅中，加适量清水煮沸，即可饮用。每日代茶饮。

功效 竹叶清热除烦、生津利尿，治热病烦渴、小儿惊痫、咳逆吐衄、面赤、小便短赤、口糜舌疮等症。本品清热泻脾，适用于小儿鹅口疮，症状为口唇、齿龈或舌上溃疡或疱疹，疼痛重，甚至拒乳或拒食，伴烦躁、哭闹、流涎、大便干结等。

偏方3

半夏黄连粉 ———————————— 【来源】民间偏方

材料 生半夏6克，黄连3克，栀子3克，陈醋适量。

 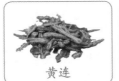 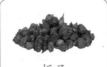 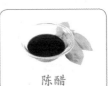

| 生半夏 | 黄连 | 栀子 | 陈醋 |

用法 将以上药材共研为细末，拌匀，用陈醋调成糊状，睡前涂患儿两足底的涌泉穴（位于足前部凹陷处第2、3趾趾缝纹头端与足跟连线的前三分之一处），用纱布包扎，固定，重者可连敷2~4次。

功效 生半夏味辛，性温，有毒，归脾、胃、肺经；具有燥湿化痰、和中健胃、降逆止呕、消痞散结的功效，外用可消肿止痛。黄连有清热燥湿，泻火解毒之功效。本品清热解毒，可用于治疗小儿鹅口疮。

偏方4

黄连金银花汤 ———————————— 【来源】民间偏方

材料 黄连3克，金银花6克，牛奶30毫升。

调料 冰糖适量。

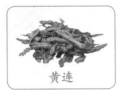 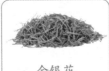 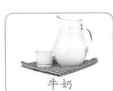 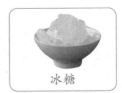

| 黄连 | 金银花 | 牛奶 | 冰糖 |

用法 将黄连、金银花用清水洗净，水煎3次，取液50毫升，加牛奶拌匀，加少许冰糖即可。每日饮用2次。

功效 黄连清热燥湿、泻火解毒，用于湿热痞满、呕吐吞酸、泻痢、黄疸、高热神昏、心火亢盛、心烦不寐、血热吐衄、目赤、牙痛、消渴、痈肿疔疮等症；外治湿疹，湿疮，耳道流脓。金银花宣散风热、清解血毒，可治各种热性病，如身热、发疹、热毒疮痈、咽喉肿痛等症。本品清热解毒，适用于治疗小儿鹅口疮。

病例 7 小儿口角炎

口角炎，俗称"烂嘴角"。其主要表现为口角周围潮红，起疱，呈乳白色糜烂，裂口或结痂，伴有灼痛感，张口易导致出血，严重时甚至会影响吃饭、说话。多发生于秋冬季，是因为秋冬季节人的皮脂腺分泌减少，口唇及周围的皮肤容易干裂，会导致细菌和病毒的侵入，从而更容易导致细菌性口腔炎或疱疹性口腔炎发生。

鸡肝胡萝卜糊

【来源】民间偏方 偏方1

材料 鸡肝适量，胡萝卜半根，鸡汤少许。

鸡肝

胡萝卜

鸡汤

用法 鸡肝洗净、去筋，用沸水焯熟，熟后捞出，碾成泥状。胡萝卜煮软后碾成泥，接着将鸡肝、胡萝卜与鸡汤一起煮成糊状后即可。每日食用2～3次。

功效 胡萝卜富含蔗糖、葡萄糖、胡萝卜素、维生素及钾、钙、磷等营养成分，可促进儿童生长发育；鸡肝含有丰富的维生素B_2和维生素C，可预防小儿口角炎。本品适合6个月以上的宝宝食用。

绿豆蛋汤

【来源】民间偏方 偏方2

材料 绿豆15克，鸡蛋1个。

调料 白糖适量。

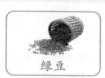
绿豆

鸡蛋

用法 将绿豆洗净，在冷水中浸泡10分钟，然后加热煮沸，水沸后再煮5分钟。将绿豆汤冲到已调匀的鸡蛋液中，加适量白糖，趁热空腹喝下，早晚各服1次。

功效 《开宝本草》中有记载："绿豆，甘，寒，无毒。入心、胃经。主丹毒烦热，风疹，热气奔豚，生研绞汁服，亦煮食，消肿下气，压热解毒。"本品清热解毒、补脾益气，可用于治疗小儿口角炎。

病例 8 小儿打嗝

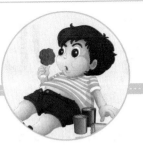

　　打嗝是婴儿期一种常见的症状。不停地打嗝是因膈肌痉挛，横膈膜连续收缩所致。膈肌运动是受植物神经控制的，孩子出生后一两个月，由于调节横膈膜的植物神经发育尚未完善，当孩子受到轻微刺激，吸入冷空气，或吸奶太快时，膈肌会突然收缩，引起快速吸气，同时发出"嗝嗝"声。一般孩子3个月后，调节横膈膜的神经发育趋于完好后，打嗝的现象会自然好转，如果仍未见好转则需要接受检查、治疗。

橘皮生姜水 　　　　　　　　　　　　　【来源】民间验方 偏方1

材料 鲜橘皮、生姜各适量，白糖6克。

鲜橘皮

生姜

白糖

用法 将橘皮洗净；生姜洗净，切片，放入开水锅中烧煮片刻。倒出生姜水，加入橘皮、适量白糖，加盖闷5分钟即可，可频饮。

功效 鲜橘皮有理气调中、燥湿化痰功效，可用于治疗脾胃气滞、脘腹胀满、呕吐，或湿浊中阻所致胸闷、纳呆、便溏等症。本品具有疏畅气机、化胃浊、理脾气的作用，适合于打嗝患儿。

柿蒂生姜茶 　　　　　　　　　　　　　【来源】民间偏方 偏方2

材料 柿蒂9克，生姜6克，蜂蜜适量。

柿蒂

生姜

蜂蜜

用法 将柿蒂、生姜用清水洗净，切片，入锅煎汁，取汁后，调入适量蜂蜜即可服用，一般1剂后即见效。须注意服药后要避风寒，忌寒凉食物。

功效 柿蒂味苦、性温，入肺、胃经，降逆止呕，适用于治疗胸满呃逆。生姜辛而散温，益脾胃，善温中、降逆、止呕、除湿消痞、止咳祛痰。本品具有降逆止呕，温胃的功效，适用于天冷导致的胃部受寒引起的打嗝。

病例⑨ 小儿流口水

小儿流涎也就是流口水，是指口中唾液不自觉从口内流溢出的一种病症。1岁以下的婴幼儿，因口腔容积小，唾液分泌量大，加之出牙对牙龈的刺激，大多都会流口水。但随着孩子身体的生长发育，在1岁左右流口水的现象就会逐渐消失。如果宝宝1岁多，快到2岁了还在流口水，就要引起注意了。

肉桂敷贴

【来源】民间偏方 偏方1

材料 肉桂10克，食醋少许。

肉桂

食醋

用法 将肉桂研细为末，用醋调至糊饼状，贴敷两足涌泉穴（位于足前部凹陷处第2、3趾趾缝纹头端与足跟连线的前三分之一处），每晚睡前敷药，第二天取下，连敷3~5次。

功效 肉桂散寒止痛、活血通经、暖脾胃、除积冷；食醋散瘀止血、解毒杀虫。本品适用于小儿脾胃受寒所致流涎。

薏米山楂汤

【来源】民间偏方 偏方2

材料 薏米30克，生山楂6克。

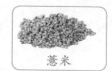
薏米

生山楂

用法 将薏米泡发洗净，生山楂洗净，同入锅煎汁，文火煮30分钟，浓缩汤汁，每日分3次空腹服，连用5天为1个疗程。

功效 薏米味甘、淡，性微寒，有利水消肿、健脾去湿、清热排脓等功效；山楂以果实作药用，性微温，味酸、甘，入脾、胃、肝经，有消食健胃、活血化瘀、收敛止痢之功能。本品具有补气健脾、祛湿止涎的功效，可改善小儿流涎不止的症状。

陈皮猪肚粥 —————— 【来源】民间偏方

偏方3

材料 陈皮10克，猪肚、粳米各60克，黄芪15克。

调料 盐3克，鸡精1克，葱花适量。

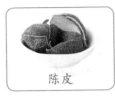 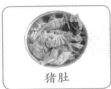 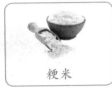 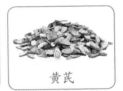

| 陈皮 | 猪肚 | 粳米 | 黄芪 |

用法 猪肚洗净，切成长条；粳米淘净，浸泡半小时后，捞出沥干；黄芪、陈皮均洗净，切碎。锅中注水，下入粳米，武火烧开，放入猪肚、陈皮、黄芪，转中火熬煮。待米粒开花，文火熬煮至粥浓稠，加盐、鸡精调味，撒上葱花即可。

功效 陈皮理气调中、燥湿化痰；猪肚补虚损、健脾胃；黄芪益气固表、敛汗固脱、托疮生肌、利水消肿。此粥具有健脾养胃、滋补虚损的功效，可用于脾虚引起的小儿流涎症，可治患者食欲不振、爱啼哭、口中流涎不断、面色萎黄等症。

益智仁扁豆粥 —————— 【来源】民间偏方

偏方4

材料 益智仁10克，扁豆15克，山药30克，粳米100克。

调料 冰糖10克。

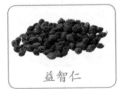 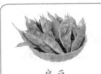 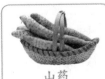 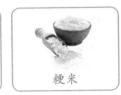

| 益智仁 | 扁豆 | 山药 | 粳米 |

用法 粳米、益智仁均泡发洗净；扁豆洗净，择去头尾老筋，切段；山药去皮，洗净，切块。锅置火上，注水后放入粳米、山药、益智仁用武火煮至米粒开花。再放入扁豆，改用文火煮至粥成，放入冰糖煮至溶化后即可食用。

功效 益智仁温脾、止泻、摄唾，暖肾、固精、缩尿，常用于治疗脾寒泄泻、腹中冷痛、口多唾涎、肾虚遗尿、小便频数等症。扁豆健脾和中、消暑化湿。山药补脾养胃、生津益肺、补肾涩精。本品适用于小儿脾虚所致的流涎。

桂圆益智仁糯米粥

————————【来源】民间偏方

偏方5

材料 桂圆20克，益智仁15克，糯米100克。

调料 白糖5克。

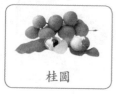
桂圆

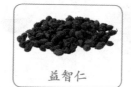
益智仁

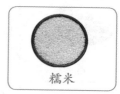
糯米

用法 糯米淘洗干净，放入清水中浸泡；桂圆肉、益智仁洗净备用。锅置火上，放入糯米，加适量清水煮至粥将成。放入桂圆肉、益智仁，煮至米烂后放入白糖调匀即可。

功效 桂圆益心脾、补气血、安神。益智仁温脾、止泻、摄唾，暖肾、固精、缩尿；可用于治疗脾寒泄泻、腹中冷痛、口多唾涎、肾虚遗尿、小便频数等症。此粥具有补益心脾、益气养血的功效，对小儿流涎有很好的食疗作用。

白术黄芪煮鱼

————————【来源】民间偏方

偏方6

材料 虱目鱼肚1片，白术、黄芪各10克，芹菜少许。

调料 盐、味精、淀粉各适量。

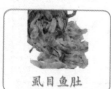
虱目鱼肚

白术

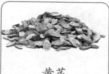
黄芪

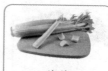
芹菜

用法 将虱目鱼肚洗净，切成薄片，放少许淀粉，轻轻搅拌均匀，腌渍20分钟，备用。白术、黄芪均洗净，沥干，备用；芹菜洗净，切段，备用。锅置火上，倒入清水，将白术、黄芪、虱目鱼肚一起煮，武火煮沸后转文火续熬，至味出时，放适量盐、味精调味，起锅前，加入适量芹菜即可。

功效 白术健脾益气、燥湿利水；黄芪益气固表、敛汗固脱、托疮生肌、利水消肿。本品具有益气健脾、祛湿止涎的功效，适合脾虚湿盛型小儿流涎症患者食用。

病例⑩ 小儿吐奶

吐奶是婴儿常见的现象，指胃中食物被强而有力地排空，而且量比较多，吐奶原因则是由于他们的胃部和喉部还没有发育成熟。而由于喂养不当所致的呕吐，可经过改善喂养方式，避免以上所述的一些影响因素后会好转，但呕吐频繁，呕吐物中带有胆汁、血液或粪便，或同时伴有腹胀、发热等症状应送医院做进一步检查、治疗。

枸杞叶陈皮汤
【来源】民间偏方　偏方1

材料 枸杞叶20片，陈皮2克，蜜枣2枚。

 枸杞叶
 陈皮
 蜜枣

用法 将枸杞叶、蜜枣、陈皮均洗净，放入锅中，加适量清水煎煮30分钟左右，去渣取汁，分3次服用。

功效 枸杞叶具有补虚益精、清热止渴、祛风明目、生津补肝的功效；蜜枣有益脾、润肺、强肾补气和活血的功能；陈皮辛散通温，气味芳香，能行气宽中，用于肺气拥滞、胸膈痞满及脾胃气滞、脘腹胀满等症。本方用于脾热所致的小儿吐奶。

芡实陈皮粥
【来源】民间偏方　偏方2

材料 芡实6克，陈皮2克，粳米适量。

调料 蜂蜜少许。

 芡实
 陈皮
 粳米

用法 将芡实泡发洗净，陈皮洗净，然后同入锅加水煎汁，煎煮好后去渣取汁，与粳米一同熬煮成粥。分3次服用。

功效 据《本草纲目》记载，芡实主治湿痹、腰脊膝痛，能补中、除暴疾、益精气、强志，令耳目聪明，开胃助气，止渴；陈皮燥湿而能健脾开胃，适用于脾胃虚弱、饮食减少、消化不良、大便泄泻等症。此粥能健脾益气，适用于小儿吐奶不止。

病例11 小儿蛀牙

蛀牙是一种酸腐蚀现象，由于儿童牙齿的牙釉质处于未成熟阶段，对抗酸腐蚀的能力远低于成人，加之儿童喜爱甜食及奶类食品，而及时清洁口腔的自觉性又较差，滞留在口腔的甜食及奶类残渣，很快就能发酵转化为极酸物质，从而对牙釉质构成酸腐蚀威胁。乳牙虽小，但一旦发生龋病，除了会影响美观和发音，还不利于儿童的心理发育。

韭菜花椒泥

【来源】民间偏方 偏方1

材料 韭菜20根，花椒10粒，香油少许。

 韭菜　 花椒　 香油

用法 韭菜、花椒均洗净，共捣如泥状，加入少许香油搅拌匀，均匀地敷在有蛀牙一侧面颊上。每日敷2次。

功效 韭菜捣汁有消炎止血、止痛之功；花椒具有温中止痛，抗菌的作用。本品具有杀菌消炎的功效，适用于蛀牙引起的疼痛。

苍耳煎鸡蛋

【来源】民间偏方 偏方2

材料 苍耳子5克，鸡蛋2个。

调料 蜂蜜适量。

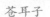 苍耳子　 鸡蛋

用法 将苍耳子炒黄去外壳，子仁研成末，再与鸡蛋同煎（注意：此处不能用油和盐），待煎熟后1次服用完。可加入少许蜂蜜，可减轻药味。

功效 苍耳子味辛、苦，性温，有毒，具有散风湿、通鼻窍、止痛杀虫的功效，用于风寒头痛、鼻塞流涕、齿痛、风寒湿痹、四肢挛痛、疥癣、瘙痒等症。本品杀虫止痛、补益气血，用于治疗蛀牙引起的疼痛。

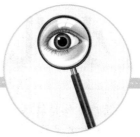

病例12 小儿沙眼

沙眼是由沙眼衣原体引起的一种慢性传染性结膜角膜炎，因其在睑结膜表面形成粗糙不平的外观，形似沙粒，故名"沙眼"。本病早期结膜有浸润，如乳头、滤泡增生，同时发生角膜血管翳；晚期由于受累的睑结膜发生瘢痕，以致眼睑内翻畸形，加重角膜的损害，可严重影响视力甚至造成失明。潜伏期5～14天，双眼患病，多发生于儿童或少年期。

秦皮汤 ———————— 【来源】《秦皮洗眼方圣济总录》

偏方1

【材料】 秦皮、黄连、竹叶各30克。

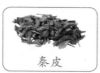
秦皮

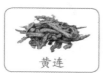
黄连

竹叶

【用法】 秦皮、黄连、竹叶分别用清水洗净，放入锅中，以水5000毫升，煮取800毫升，每日可多次洗眼，直至痊愈。

【功效】 秦皮清热燥湿、清肝明目、平喘止咳，常用于治疗热毒泻痢、目赤肿痛、目生翳障。黄连清热燥湿，泻火解毒。竹叶清热除烦，生津利尿。本品清热燥湿、收涩明目，适用于目赤肿痛、目生翳膜。

苦瓜霜 ———————— 【来源】民间验方

偏方2

【材料】 苦瓜1个（个大而成熟的），芒硝10克。

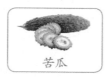
苦瓜

芒硝

【用法】 将苦瓜洗净，去子留瓤，装入芒硝，悬挂在通风处，几日后瓜外透霜，刮取备用。每天用少许点眼，早晚各1次。

【功效】 苦瓜味苦、无毒、性寒，入心、肝、脾、肺经；具有清热祛暑、明目解毒、降压降糖、利尿凉血、解劳清心的功效。芒硝泻热通便、润燥软坚、清火消肿。本方适用于目赤肿痛、沙眼。

病例13 小儿红眼病

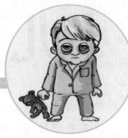

　　急性卡他性结膜炎俗称"红眼病"，是由细菌感染引起的一种常见的急性流行性眼病。其主要特征为结膜明显充血、脓性或黏膜脓性分泌物，有自愈倾向。通过接触病人眼分泌物或泪水沾过的物品（如毛巾、手帕、脸盆等），与病人握手或用脏手揉擦眼睛等都会被传染。其特点是单眼或双眼结膜充血，有大量黏膜脓性分泌物，但一般不影响视力。如果不及时治疗，有的则转成慢性结膜炎。

桑菊饮 ———————————— 【来源】民间验方

偏方1

桑叶

野菊花

材料 桑叶、野菊花各10克。

用法 将桑叶、野菊花分别用清水冲洗干净，放入锅中，加入适量清水煎煮，去渣取汁，先熏后洗。每日进行数次。

功效 桑叶味苦、甘，性寒，归肺、肝经，有疏散风热、清肺润燥、清肝明目的功效。野菊花用于治疗疔疮痈肿、咽喉肿痛、风火赤眼、头痛眩晕等病症。本方清热消炎，适用于红眼病。

银耳冰糖茶 ———————————— 【来源】民间验方

偏方2

材料 银耳30克，绿茶6克，冰糖60克。

银耳

绿茶

冰糖

用法 银耳泡发洗净；绿茶洗净。将银耳和绿茶放入锅中，加适量清水煎煮30分钟，放入冰糖搅匀即可。每日1剂，连服数天。

功效 银耳具有强精、补肾、润肠、益胃、补气、和血、强心、壮身、补脑、提神、美容、嫩肤、延年益寿之功效。它能提高肝脏解毒能力，保护肝脏功能。本方疏风清热，适用于初起红眼、痛痒交替、流泪作痛、怕热羞明等症。

绿豆菊花饮 ———————————————— 【来源】民间验方

偏方3

材料 绿豆30克，菊花12克，桑叶12克。

调料 白糖15克。

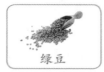
绿豆

菊花

桑叶

用法 将绿豆洗净，放入清水中稍微浸泡；菊花洗净，桑叶洗净。将绿豆、菊花、桑叶一起放入锅中，加入适量清水，水煎2次，取汁混合，放入白糖，调匀饮服，每日1剂，连服1周。

功效 绿豆能清热解毒、消肿、散翳明目；菊花疏风散热；桑叶清肺润燥、清肝明目。本品可清热、解毒、消炎，适用于红眼病。

马兰头猪肝汤 ———————————————— 【来源】民间偏方

偏方4

材料 马兰头50克，猪肝100克。

调料 食用油、盐各适量。

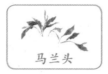
马兰头

猪肝

用法 先将马兰头洗净备用；猪肝处理干净，切片。锅中放油烧热，下猪肝和马兰头同炒，最后加盐调味即可。每日食用1次。

功效 马兰头具有凉血止血，清热利湿，解毒消肿的功效；猪肝补肝明目、养血。本方清热凉血，解毒散邪，适用于症见白睛或睑内有点状或片状溢血、患眼灼热疼痛、眵泪黏稠。

鱼腥草金银花瘦肉汤 ————————— 【来源】民间偏方

偏方5

材料 鱼腥草30克，金银花15克，猪瘦肉100克。

调料 盐6克，味精少许。

鱼腥草

金银花

猪瘦肉

用法 将鱼腥草、金银花、连翘分别用清水洗净。所有材料放锅内加水煎汁，用文火煮30分钟，去渣留汁。猪瘦肉洗净切片，放入药汤里，用文火煮熟，调味即成。

功效 本品具有清热解毒、清热排脓的功效，可缓解小儿红眼病症状。

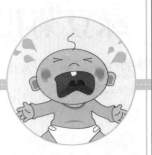

病例14 小儿眼屎多

儿童眼屎可分为正常眼屎、上火性眼屎和病理性眼屎。儿童肠胃处于发育阶段，消化等功能尚未健全，过剩营养物质难以消化，造成食积化热而"内火"。眼屎多是宝宝上火的典型症状之一，较少食用水果、蔬菜，常喝配方性奶粉的宝宝上火是普遍现象，除了眼屎多外，还常伴有、大便干燥、舌苔厚等上火症状。病理性眼屎多时同时还伴有眼睛刺痒、发红，那就要去医院检查，看是否得了眼科疾病。

银耳糖水
【来源】民间验方 偏方1

材料 银耳20克，冰糖适量。

银耳

冰糖

用法 将银耳泡发，去蒂洗净撕成小朵，放入锅中，加水适量，熬煮成汤，放入冰糖，熬至冰糖溶化即可食用。

功效 银耳滋润而不腻滞，具有补脾开胃、益气清肠、安眠健胃、补脑、养阴清热、润燥之功，对阴虚火旺不受参茸等温热滋补的病人来说是一种良好的补品。本方滋阴清火，适用于眼屎多、上火。

蜂蜜雪梨水
【来源】民间验方 偏方2

材料 雪梨1个，蜂蜜适量。

雪梨

蜂蜜

用法 将雪梨洗净，不去皮，去核，切成小块状，装入碗中，放入锅中，隔水蒸20分钟，拿出后放入适量冰糖，调匀后即可食用。

功效 雪梨味甘，性寒，具有生津润燥、清热化痰、养血生肌之功效，能治风热、润肺、凉心、消痰、降火、解毒。本方润肠、下火、清热，适用于眼屎多、便秘、口臭。

菠菜豆腐汤 ·········· 【来源】民间验方

偏方3

材料 菠菜200克，豆腐100克，盐、葱各适量。

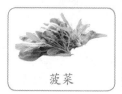
菠菜

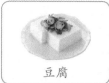
豆腐

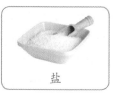
盐

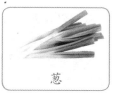
葱

用法 将菠菜择洗干净，入沸水中焯水后捞出；豆腐洗净，切成小块；葱洗净，切成葱花。锅中加水适量，放入豆腐、菠菜共煮成汤，最后加少许盐和葱花调味即可。每日食用2次。

功效 菠菜补血止血、利五脏、通肠胃、调中气、活血脉、止渴润肠、敛阴润燥、滋阴平肝、助消化；豆腐宽中益气、调和脾胃、消除胀满。本方通大肠浊气，清热散血，适用于眼屎多、便秘、口臭。

金银花白菊绿茶 ·········· 【来源】民间验方

偏方4

材料 金银花、杭白菊各5克，绿茶3克，冰糖10克。

金银花

杭白菊

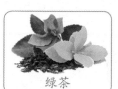
绿茶

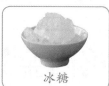
冰糖

用法 将金银花、杭白菊、绿茶分别用清水略微冲洗一下，放入锅中，加水煮沸，转文火续煮5分钟，放入冰糖，煮至冰糖溶化，即可饮用。每日饮用数次。

功效 金银花的功效主要是清热解毒，主治温病发热、热毒血痢、痈疽疔毒等症；杭白菊能散风清热、平肝明目、解毒消炎、耐老延年。本方清热、降火，适用于眼屎多、泪黏稠。

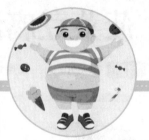

病例 15 小儿疳积

　　疳积以神萎、面黄肌瘦、毛发焦枯、肚大筋露、纳呆便溏为主要表现的儿科病症。多见于1~5岁儿童。疳积多因饮食不节，乳食喂养不当，导致脾胃损伤，运化失职，营养不足，气血精微不能濡养脏腑；或因慢性腹泻、慢性痢疾、肠道寄生虫等病，经久不愈，损伤脾胃等引起。

鸡肝炖茯苓

【来源】民间验方　偏方1

材料 鸡肝30克，茯苓10克。

调料 盐少许。

鸡肝

茯苓

用法 将鸡肝处理干净，茯苓清洗干净，一同放入锅中，加水煮至鸡肝熟，加盐调味即可。每日食用2次。

功效 茯苓药性平和，利湿而不伤正气，具有利水渗湿、健脾化痰、宁心安神、败毒抗癌的功效，其所含茯苓酸可松弛消化道平滑肌，抑制胃酸分泌，防止肝细胞坏死，抗菌等。本方健脾胃、助消化，适用于小儿疳积。

鸡内金饼

【来源】民间验方　偏方2

材料 鸡内金2个，白面粉100克。

调料 白糖少许。

鸡内金

白面粉

用法 将鸡内金用微火烘干，研成粉末，与白面粉、白糖加水搅拌，摊成面饼后，烤熟即可食用。

功效 鸡内金消食健胃、涩精止遗，可以促进胃液分泌，提高胃酸度及消化力，使胃运动功能明显增强，胃排空加快。本方健胃、消食、化积，适用于小儿消化不良、食欲不佳。

佛手薏米粥

【来源】民间验方

材料 红枣、薏米各20克，佛手15克，大米70克。

调料 白糖3克，葱5克。

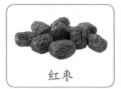 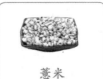 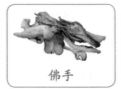 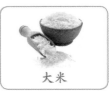

| 红枣 | 薏米 | 佛手 | 大米 |

用法 大米、薏米均泡发，洗净；红枣洗净，去核，切成小块；葱洗净，切成葱花；佛手洗净，备用。锅置火上，倒入清水，放入大米、薏米、佛手，武火煮开。加入红枣煮至浓稠状，撒上葱花，调入白糖拌匀即可。

功效 此粥能促进新陈代谢、减少肠胃负担，可缓解小儿疳积所致的腹部胀大、食积腹胀等症。

银鱼汤

【来源】民间验方

材料 银鱼50克，山楂25克，谷芽50克。

调料 蜂蜜适量。

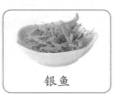 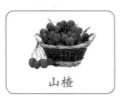 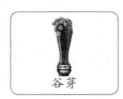

| 银鱼 | 山楂 | 谷芽 |

用法 将银鱼洗净，山楂洗净去核，谷芽洗净，将银鱼、山楂、谷芽共同放入锅中，加水适量煎汤，调入蜂蜜服用。

功效 银鱼益脾健胃，用于治疗脾胃虚弱，饮食减少或呕逆，亦可用于治疗小儿疳积、营养不良等症。山楂能健脾开胃、消食化滞、活血化痰。本品养胃阴，和经脉，助消化，对小儿疳积、形体消瘦、不思饮食有一定食疗功效。

病例16 小儿厌食

厌食是小儿时期的一种常见病症，是指长期的食欲减退或消失，以食量减少为主要症状，是一种慢性消化功能紊乱综合征，是儿科常见病、多发病，1～6岁小儿多见，且有逐年上升趋势。严重者可导致营养不良、贫血、佝偻病及免疫力低下，出现反复呼吸道感染，对儿童生长发育、营养状态和智力发展也有不同程度的影响。

酒曲粥

【来源】民间偏方 偏方1

材料 酒曲10克，粳米100克。

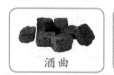
酒曲

粳米

用法 先将酒曲用纱布包扎好煎取药汁后，去渣，加粳米，一同煮粥即可。

功效 酒曲健脾消食、理气化湿、解表，治伤食胸痞、腹痛吐泻、感冒头痛、小儿失饥伤饱等症。《本草正义》曾记载，酒曲味甘，性平，炒黄入药，善助中焦土脏、健脾暖胃、消食下气、化滞调中、逐痰积，治小儿腹坚因积。不过《本草经疏》上也记载，脾阴虚、胃火盛者不宜用神曲。本方健脾消食，适用于小儿厌食。

扁豆花汤

【来源】民间偏方 偏方2

材料 扁豆花15～30克。

调料 白糖适量。

扁豆花

用法 将扁豆花水煎取汁，调入白糖服用，每日1剂，两次分服。

功效 扁豆花性寒、味甘，具有健脾和中、解暑化湿、止泻、止带等功效。可用于暑湿吐泻、脾虚呕逆、食少久泄、赤白带下、水停消渴、痢疾、小儿疳积等症。此方可健脾和胃、消食化湿，常用于治疗小儿疳积、厌食等症。也可用白扁豆花与粳米煮稀粥食用，可益气醒脾、和胃、化湿、除烦止渴，对缓解小儿厌食有一定功效。

鸡内金鳝鱼汤 ———— 【来源】老中医柴浩然的处方

偏方3

材料 鳝鱼1条，山药150克，鸡内金10克。

调料 盐适量。

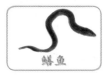
鳝鱼

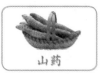
山药

鸡内金

用法 山药去皮洗净，切小段；鸡内金洗净。鳝鱼剖开，去除内脏，洗净，在开水锅内稍煮，捞起后洗净，切成长段。鳝鱼、山药、鸡内金均放入砂锅内，加适量清水，煮沸后，改用文火煲1~2小时，加盐调味即可。每日食用2~3次。

功效 鸡内金消食健胃、涩精止遗。本品具有补气健脾、消食化积、增强食欲的功效，适合脾虚食积型的小儿厌食症患者食用。

山药苹果丁 ———— 【来源】民间偏方

偏方4

材料 新鲜山药100克，苹果1个。

调料 红糖适量。

新鲜山药

苹果

用法 将苹果洗净，削去皮，切成丁。山药去皮，洗净，切丁。将苹果丁、山药丁放碗内，加入适量红糖，加盖，置锅中隔水炖熟即可。每日食用2次。

功效 苹果具有生津止渴，清热除烦，润肺开胃，益脾止泻的功效，主治中气不足、消化不良、轻度腹泻、便秘、烦热口渴等症，适合婴幼儿、老人和病人食用。此方可和胃健脾、消食导滞，适用于脾胃不和、饮食不下等所致的小儿厌食。

南瓜粥 ———— 【来源】民间验方

偏方5

材料 粳米500克，南瓜半个。

调料 植物油、红糖、盐各适量。

粳米

南瓜

用法 将粳米淘净，加水煮至七八成熟时，捞起；南瓜去皮洗净切块，加油、盐炒过后，将粳米倒于南瓜上，慢火蒸熟即可。

功效 南瓜汁可以促进肠胃蠕动，帮助食物消化，同时其所含的果胶可以让人免受粗糙食品的刺激，有保护胃肠道黏膜的作用。此方有补中益气、清热解毒之功，适用于脾虚气弱、营养不良、小儿厌食等症。

病例17 小儿中耳炎

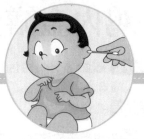

中耳炎是以耳内有闷胀感或堵塞感、听力减退及耳鸣为最常见症状。儿童常表现为出现没有感冒症状的发烧，不肯吃东西、哭闹，不愿入睡，反应迟钝或注意力不集中，耳朵中流出黄色、白色或者含有血迹的液体。中耳炎如果未能得到及时治疗，耳内的液体没有被吸收，则会导致鼓室硬化、粘连性中耳炎等继发疾病，造成永久性听力下降，治疗非常困难，应引起高度重视。

红糖泥鳅贴 ——————————————————— 【来源】民间偏方

偏方1

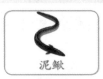
泥鳅

红糖

材料 泥鳅2条，红糖适量。

用法 泥鳅稍微洗一下，与红糖一起捣烂，贴敷患耳周围，每天更换一次。

功效 泥鳅性平，味甘，具有暖脾胃、祛湿、疗痔、壮阳、止虚汗、补中益气、强精补血之功效，是治疗急慢性肝病、阳痿、痔疮等症的辅助佳品。此外，泥鳅皮肤中分泌的黏液即所谓"泥鳅滑液"，有较好的抗菌、消炎作用，可治小便不通、热淋便血、痈肿、中耳炎。

绿豆藕节 ——————————————————— 【来源】民间偏方

偏方2

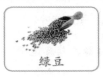
绿豆

莲藕

材料 绿豆约300克，新鲜连节莲藕4节。

调料 白糖适量。

用法 绿豆洗净，浸泡半小时，滤干。鲜藕洗净，在每节的1/5处切断，将绿豆灌入藕洞内。灌满后，将切下的藕节盖在原切口处，以竹签固定，放入锅内，加冷水浸没，武火烧开，文火煮2~3小时，至藕豆熟烂，切厚片，蘸白糖吃。汤汁加糖食用。

功效 本方中绿豆和莲藕均有清热健脾的功效，可舒肝胆之气，清肝胆之热，对于因肝胆郁热引起的小儿中耳炎有显著疗效。

槐花绿茶

偏方3

【来源】《新中医》杂志

材料 槐花、菊花、绿茶各3克。

 槐花

 菊花

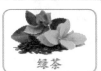 绿茶

用法 槐花、菊花、绿茶均洗净，沸水冲泡。代茶频饮。

功效 槐花味苦、性微寒，归肝、大肠经，入血敛降，体轻微散；具有凉血止血、清肝泻火的功效；主治肠风便血、肝火头痛、目赤肿痛、喉痹、失音、痈疽疮疡等症。槐花与菊花、绿茶同用，清热解毒，可增加清肝、泻火、明目之效，适用于小儿肝胆积热所致中耳炎。

绿豆黄豆汤

偏方4

【来源】民间偏方

材料 绿豆100克，黄豆80克。

调料 红糖120克。

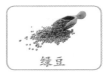 绿豆

 黄豆

用法 绿豆、黄豆均洗净，放清水中浸泡1小时，连浸泡的水一起放入锅中，煮至烂熟，加红糖搅拌匀。每日可多次食用。

功效 绿豆消肿通气、清热解毒；黄豆具有健脾、益气宽中、润燥消水等作用，可用于治疗脾气虚弱、消化不良、疳积泻痢、腹胀羸瘦、妊娠中毒、疮痈肿毒、外伤出血等症，还能抗菌消炎，对咽炎、结膜炎、口腔炎、菌痢、肠炎、中耳炎有疗效。

山药扁豆汤

偏方5

【来源】民间偏方

材料 山药18克，扁豆20克，白术15克。

调料 红糖适量。

 山药

 扁豆

 白术

用法 先把白术洗净，加水煎煮后取药汁。山药、扁豆均洗净，放在药汁中，煲烂后食用，可酌量加红糖。每天1剂，连用7~8剂。

功效 山药、扁豆均具有健脾、益气、利湿的功效。白术健脾益气、燥湿利水、止汗、安胎，可用于治疗脾虚食少、腹胀泄泻、痰饮眩悸、水肿、自汗、胎动不安。本方适用于脾虚湿阻型化脓性中耳炎。

病例 18 小儿泄泻

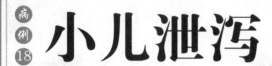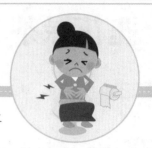

　　小儿腹泻也称为"泄泻"，是以大便次数增多，便质稀薄或如水样为特征的一种小儿常见病，可伴有发热、呕吐、腹痛等症状及不同程度水、电解质，酸碱平衡紊乱。该病一年四季均有可能发生，以夏秋季节发病率为高，不同季节的泄泻，其症候表现也有所不同。2岁以下小儿发病率较高。病原可由病毒、寄生虫、真菌等引起。肠道外感染、滥用抗生素所致的肠道菌群紊乱、过敏、喂养不当及气候因素也可致病。

胡萝卜汤

【来源】民间偏方　　偏方1

材料 胡萝卜1个。

调料 白糖少许。

胡萝卜

用法 将胡萝卜洗净，切开去茎，切成小块，加水煮烂，再用纱布过滤去渣，然后加水成汤（按500克胡萝卜加1000毫升水的比例），最后加糖煮沸即可。每天食用2~3次，每次100~150毫升，腹泻好转后停用。

功效 胡萝卜是碱性食物，所含果胶能使大便成形，吸附肠道致病细菌和毒素，是良好的止泻制菌食物。本品适用于小儿腹泻。

蜂蜜黄瓜

【来源】民间偏方　　偏方2

材料 黄瓜1条，蜂蜜100克。

黄瓜

蜂蜜

用法 黄瓜洗净去瓤，切成条，加少许水煮沸，去掉多余的水，趁热加入蜂蜜100克，调匀至沸即成。日服2~3次，适量服用。

功效 黄瓜能清热止渴、利水消肿、清火解毒，可用于热病烦热、口渴、水肿、小便不利、湿热泻痢。此方可清暑泻热、健脾止泻，可治疗小儿夏季发热泄泻症。

止泻敷脐散 ———————————————— 【来源】民间偏方

偏方3

材料 吴茱萸、炒苍术各60克，丁香15克，白胡椒、木香各6克。

调料 米醋适量。

吴茱萸

炒苍术

丁香

白胡椒

木香

用法 将上述诸药焙干研粉，混合均匀，装瓶密封备用。每次取药粉3克，用热稠米汤或米醋调匀，将调好的药糊温敷于脐部，外加塑料薄膜隔湿，纱布覆盖，胶布固定。每24小时换药1次，连用3天。

功效 吴茱萸性热、味苦，常用于治疗肝胃虚寒、阴浊上逆所致的头痛或胃脘疼痛等症。此方可温中散寒，止泻，主治小儿中寒、腹泻、腹痛。

山药莲子糊 ———————————————— 【来源】民间偏方

偏方4

材料 山药100克，莲子100克，麦芽50克，茯苓50克，粳米500克。

调料 白糖100克。

山药

莲子

麦芽

茯苓

粳米

用法 将山药、莲子、麦芽、茯苓、粳米共磨成细粉，加水煮成糊状，用白糖调服，日服3次。

功效 《本草纲目》概括山药的五大功用为"益肾气，健脾胃，止泻痢，化痰涎，润皮"；莲子清心醒脾、补脾止泻；麦芽治消化不良；茯苓利水渗湿、益脾和胃、宁心安神。此方可益脾祛湿，和胃止泻，对治疗小儿肠胃功能紊乱，腹泻有疗效。

病例 19 小儿遗尿

儿童一般在3～4岁开始控制排尿，如果在5～6岁以后还经常性尿床，如每周2次以上并持续达6个月，医学上就称之为"遗尿症"。夜遗尿是一种常见病，在我国男孩子比女孩患此病的概率高。养成良好的作息制度和卫生习惯，避免过劳，掌握尿床时间和规律，夜间用闹钟唤醒患儿起床排尿1～2次都可以帮助儿童走出遗尿的阴影。

益智仁炖猪肚

【来源】民间验方 〔偏方1〕

鲜猪肚　　益智仁

材料 鲜猪肚一只，益智仁9克。

用法 把猪肚切开洗净，将益智仁放入肚内，炖熟后把猪肚和益智仁全都吃下，有日1次，连服3日可见效。

功效 益智仁温脾，止泻，摄唾，暖肾，固精，缩尿。常用于治疗脾寒泄泻，腹中冷痛，口多唾涎，肾虚遗尿，小便频数，遗精白浊。本方主治脾肾虚寒，腹痛腹泻，或肾气虚寒所致的小便频数、遗尿等症。

缩泉丸

【来源】《校注妇人良方》 〔偏方2〕

材料 山药180克，乌药180克，益智仁180克。

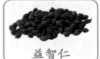

山药　　乌药　　益智仁

用法 上药共研细末，制成水泛丸。每服9克（儿童酌减），日服2次，温开水送下。也可改用饮片作汤剂，水煎服。各药用量各适量。

功效 此方用的益智仁、山药可温补脾肾，固涩小便；配以乌药可理气散寒，温肾，除膀胱冷气。合而用之，共有温肾止遗，缩尿固涩的功效。

黑豆糯米饭 ————————————— 【来源】民间验方 偏方3

黑豆

糯米

材料 黑豆30克，糯米100克。

调料 红糖20克，花生油10克。

用法 将黑豆洗净浸透备用，糯米洗净滤干水，以花生油10克，炒糯米至有黏性时下黑豆，加水适量，文火焖熟，加入红糖拌匀即可食用。

功效 黑豆有活血、利水、祛风、清热解毒、滋身养血、补虚乌发的功能。《本草纲目》说："黑豆入肾，故能治水、消胀、下气、制风热而活血解毒。"糯米、黑豆具有健脾养胃的功效，糯米还有收涩作用，对尿频有较好的食疗效果。

糯米蒸猪肚 ————————————— 【来源】民间验方 偏方4

糯米

猪小肚

红枣

材料 糯米100克，猪小肚1个，红枣10枚。

调料 冰糖、猪油各适量。

用法 糯米洗净浸泡一晚；猪小肚洗净；红枣洗净、去核、撕碎；把红枣、冰糖、糯米和少量猪油拌匀，塞入猪肚内，用针线扎紧猪肚口，放碗内，高压锅蒸熟。每天晚上睡前吃，连吃两三次即可。

功效 猪肚具有治虚劳羸弱、泄泻、下痢、消渴、小便频数、小儿疳积的功效；红枣补脾益气，养血安神；糯米健脾养胃，还有收涩作用。本方对小儿遗尿有一定效果。

白果煲猪肚 ————————————— 【来源】民间验方 偏方5

猪肚

白果

覆盆子

材料 猪肚100克，白果5枚，覆盆子10克。

调料 盐3克，味精2克。

用法 猪肚洗净，切丝；白果炒熟，去壳。将猪肚、白果、覆盆子一起放入砂锅，加适量水，煮沸后改文火炖煮1小时，调入盐、味精即可。

功效 本品具有益气健脾、补肾固精、缩尿止遗的功效，适合肾气亏虚所致的小儿遗尿患者食用。

枸杞羊肾粥 ———————————————————— 【来源】民间验方

材料 枸杞100克，羊肾1个，羊肉60克，粳米50~100克。

调料 葱白2根，盐少许。

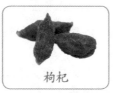
枸杞

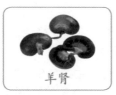
羊肾

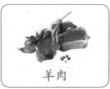
羊肉

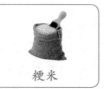
粳米

用法 先将羊肾切开后洗净，去内膜，切细；再把羊肉洗净后切碎；葱白洗净，切小段。把枸杞洗净，煎汤后去渣，入羊肾、羊肉、葱白、粳米一同熬粥，粥成后加盐少许，当早餐食。

功效 《本草纲目》记载："枸杞，补肾生精，养肝……明目安神，令人长寿。"羊肾含有丰富蛋白质、维生素A、铁、磷、硒等营养元素，有生精益血、壮阳补肾功效。本品可补肾阳，治小儿因肾气虚弱引起的遗尿。

雀儿药粥 ———————————————————— 【来源】民间验方

材料 麻雀5只，菟丝子30克，覆盆子10克，粳米60克。

调料 盐少许，葱白2根，枸杞20克，生姜3片。

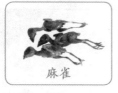
麻雀

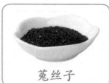
菟丝子

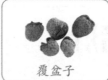
覆盆子

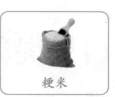
粳米

用法 葱白洗净，切末；先将菟丝子、覆盆子、枸杞一同放入砂锅中，加水煎煮取汁；另将麻雀去毛与内脏，洗净后用酒炒之，然后连同粳米一起入以上药汁之中熬粥，粥将成时入葱末、姜片、盐，继续熬至粥成之后食用。

功效 菟丝子、枸杞补肝益肾；麻雀主治肾阳虚弱，阳痿早泄，腰膝酸冷，小便频数、崩漏或闭经、带下等症。本品补肾助阳，对遗尿患儿有食疗作用。

病例20 小儿盗汗

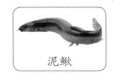

小儿盗汗主要是指小儿睡则汗出，常常汗湿衣服，而醒后汗止的症状，且常伴有夜啼，厌食，头发稀疏缺少光泽，面色苍白，或萎黄，大便不调（或干燥或不成形），倦怠乏力，手足不温，或手心热，经常感冒，咳嗽等症状，舌质淡，苔薄或有剥脱苔，脉细无力。小儿出现盗汗，首先要及时查明原因，并给予适当的处理，避免其影响儿童的生长发育。

泥鳅汤

偏方1

【来源】民间验方

材料 泥鳅120克。

调料 盐、植物油各适量。

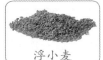

泥鳅

用法 泥鳅用热水洗去黏液，剖腹去除肠脏，用油煎至金黄色，加水2碗煮至半碗，放入少许盐调味，饮汤吃肉，每天1次，小儿则分次饮汤，不吃肉。连服3～5天。

功效 泥鳅性平，味甘，具有暖脾胃、祛湿、疗痔、壮阳、止虚汗、补中益气、强精补血之功效，是治疗急慢性肝病、阳痿、痔疮等症的辅助佳品。本品有补气益阴之效，适宜盗汗者食用，民间常用治疗小儿盗汗，功效显著。

小麦止汗饮

偏方2

【来源】民间验方

材料 浮小麦50克，五味子10克。

调料 冰糖适量。

浮小麦　　　五味子

用法 用冷水将浮小麦、五味子淘净后浸泡半日，加500毫升水，文火煮开半小时以上，最后浓煎约100毫升。稍加冰糖调味，每日口服2次，每次50毫升。

功效 浮小麦有养阴固表的功效，可除虚热、止汗，主治阴虚发热、盗汗、自汗等症。本方适用于因阴虚体弱引起的盗汗、自汗，入夜加重、汗出涔涔，气短神疲、面色无华等症。

乌梅红枣汤 ———————————— 【来源】民间验方

偏方3

材料 乌梅10克，黄芪20克，红枣10克。

调料 白糖少许。

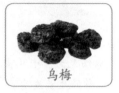
乌梅

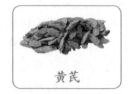
黄芪

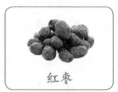
红枣

用法 将乌梅、黄芪、红枣用凉水洗净浸泡半日，武火烧开，文火慢煮约半小时以上，最后浓煎约100毫升。每日分2～3次口服，可加入少许白糖。

功效 黄芪有益气固表、敛汗固脱、托疮生肌、利水消肿之功效，用于治疗气虚乏力、中气下陷、久泻脱肛、便血崩漏、表虚自汗、久溃不敛、血虚萎黄、内热消渴、慢性肾炎、蛋白尿、糖尿病等症。本方用于因肺、脾气虚引起的自汗、盗汗，少气懒言、苍白乏力等症。

生地乌鸡汤 ———————————— 【来源】民间验方

偏方4

材料 生地黄150克，乌鸡1只，饴糖100克，红枣15克。

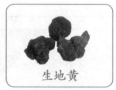
生地黄

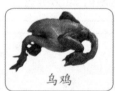
乌鸡

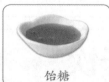
饴糖

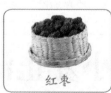
红枣

用法 将乌鸡去内脏，洗净；将生地黄洗净，切碎；红枣洗净，去核。把生地黄、红枣与饴糖拌匀，放入鸡腹内蒸熟即成。每日食用1次。

功效 生地黄味甘，性寒，滋阴凉血，清热生津，养血。《神农本草经》曾记载："久服（生地黄），轻身、不老。"乌鸡味甘、性平，补虚劳亏损，治消渴、恶心、腹痛。此方具有滋阴、止盗汗的作用。

山药甲鱼汤 ————————【来源】民间验方

偏方5

材料 山药250克，枸杞50克，桂圆10颗，牡蛎250克，甲鱼1斤。

调料 生姜3片，盐适量。

用法 甲鱼、牡蛎处理干净备用；山药去皮，洗净，切块；枸杞、桂圆肉洗净；生姜洗净，切片。将少许生姜片放入甲鱼腹内，与牡蛎一起放入锅内，再放入山药、枸杞、桂圆及剩下的生姜片，加水盖过所有材料，大火烧开，改用文火炖4小时，加盐调味即可。

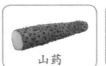
山药

枸杞

桂圆

牡蛎

甲鱼

功效 山药健脾益肺，枸杞补肾养肝，桂圆肉有安神益脾的功效，牡蛎能潜阳止汗，对患有盗汗的人有显著效用。

黄芪党参瘦肉汤 ————————【来源】民间验方

偏方6

材料 黄芪20克，党参15克，白术10克，防风12克，浮小麦10克，瘦肉100克。

调料 盐少许。

用法 先将防风、浮小麦洗净，放入纱布袋内。瘦肉洗净，切块，入沸水锅中煮片刻后，捞起洗净，备用；黄芪、党参、白术均洗净。将所有材料放入砂锅中，加适量清水。武火烧开后，转文火煮2个小时。捞出纱布袋和其他的药材，加少许盐调味，即可饮汤吃肉。

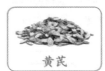
黄芪

党参

白术

防风

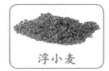
浮小麦

瘦肉

功效 黄芪有固表止汗之效，党参能健脾益气。另外，白术健脾燥湿，浮小麦则益气止汗。本方适合气虚、阳虚及血虚等儿童。

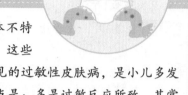

病例21 小儿荨麻疹

　　小儿荨麻疹是指儿童在接触过敏源之后，身体不特定的部位，冒出一块块形状、大小不一的红色斑块，这些产生斑块的部位，伴有瘙痒等不适。该病是一种常见的过敏性皮肤病，是小儿多发病、常见病，也是成人的多发病。小儿荨麻疹的特点是：多是过敏反应所致，其常见多发的可疑病因首先是食物，其次是感染。

芋头煲猪排骨　　　　　【来源】民间验方　偏方1

材料 芋头50克，猪排骨100克。

　芋头

　猪排骨

用法 将芋头洗净去皮，切块；猪排骨洗净，斩块；将芋头、猪排骨一同放入砂锅中，加入适量清水，用文火煲熟即可，每日2次。

功效 此品具有益胃、消肿止痛、宽肠、解毒、补中益肝肾、散结、调节中气、化痰、通便、益胃健脾、添精益髓等功效，适用于小儿麻疹。

牛肉南瓜条　　　　　【来源】民间验方　偏方2

材料 牛肉300克，南瓜500克。

调料 盐适量。

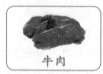　牛肉

　南瓜

用法 牛肉洗净，放入炖锅中炖成七成熟，捞出沥干切成条；南瓜去皮、瓤，洗净切成条，与牛肉同炒至熟，下入适量盐调味即可。

功效 此品具有固卫御风、健脾益胃、补中益气、强筋骨的功效，主治荨麻疹，属风寒者，皮疹色淡呈丘疹状，遇寒加剧者。

偏方3

玉米须酒酿 ·········· 【来源】民间验方

材料 玉米须30克，甜酒酿100克，白糖少许。

玉米须

甜酒酿

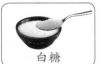
白糖

用法 将玉米须放在铝锅中，加适量清水，煮20分钟后捞去玉米须，再加入甜酒酿，煮沸后放入白糖调味即可。每日服用2次，每次1剂。

功效 此品具有解热透疹、利尿祛湿、平肝清热的功效。主治荨麻疹偏风热型，症状为疹色红，灼热瘙痒，遇热加剧，得冷则轻，伴发热口干。

偏方4

羊肉香菜汤 ·········· 【来源】民间验方

材料 羊肉50克，香菜50克。

调料 白酒适量。

羊肉

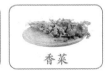
香菜

用法 将羊肉洗净，切成片；香菜洗净，去根，切段；将羊肉片、香菜段放入锅中，加入适量清水，倒入几滴白酒，煮1个小时即可。分2次服完。

功效 此品具有补肾壮阳、暖中祛寒、温补气血、开胃健脾的功效，适用于小儿麻疹透发不畅，感冒无汗等症。

偏方5

马蹄清凉散 ·········· 【来源】民间验方

材料 马蹄200克，鲜薄荷叶10克，白糖10克。

马蹄

鲜薄荷叶

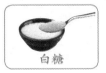
白糖

用法 马蹄洗净去皮，切碎搅汁，放入杯中；鲜薄荷叶洗净，加白糖捣烂后放入马蹄汁中加水至200毫升，搅拌均匀，频饮。

功效 此品具有凉血、祛风、止痒的功效，辅助治疗荨麻疹，属血热者，症状为皮疹红色，灼热瘙痒，口干心烦，发热，舌红苔薄。

病例㉒ # 小儿湿疹

　　小儿湿疹一般表现为在起病之初患儿皮肤发红、出现皮疹、继之皮肤发糙、脱屑，抚摩孩子的皮肤如同触摸在砂纸上一样，遇热、遇湿都可使湿疹表现显著。该病是一种过敏性皮肤病，引起湿疹的病因是复杂的，主要原因为对食入物、吸入物或接触物不耐受或过敏所致，有过敏体质家族史的小儿更容易发生。

鸡蛋馏油

【来源】民间验方　　偏方1

材料 鸡蛋7个，麻油50～100克。

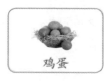
鸡蛋

麻油

用法 鸡蛋煮熟取蛋黄，锅内放适量麻油，文火将蛋黄内油熬出，待蛋黄呈焦煳状即可。取鸡蛋油涂抹宝宝患处，宜频繁涂抹。

功效 "鸡蛋馏油"提取了一种名为"糠馏油"的成分，这种"糠馏油"能从鸡蛋黄内提取，其作用是止痒、消炎、收敛和促使角质新生等。

苹果胡萝卜汁

【来源】民间验方　　偏方2

材料 苹果1个，胡萝卜1条。

调料 冰糖适量。

苹果

胡萝卜

用法 将一个较小的苹果和重量差不多的胡萝卜，不削皮，切成薄片，加水煮开，用文火保持沸腾6～10分钟，倒出果汁。每日煮1次，连续饮用。如要增加甜度，可在煮时稍加冰糖。

功效 此品具有生津止渴、清热除烦、健胃消食、降压、强心、抗炎和抗过敏的功效，可用于小儿湿疹的辅助治疗。

银花野菊水 ——————— 【来源】民间验方

偏方3

材料 金银花、野菊花、蛇床子各10克，生甘草6克。

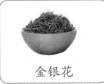
金银花

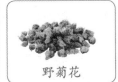
野菊花

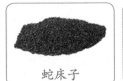
蛇床子

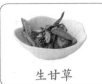
生甘草

用法 将金银花、野菊花、蛇床子、生甘草一同放入锅中，加适量清水煎煮，干性湿疹可洗患处，每日2～3次；湿性湿疹外洗后再涂黄柏软膏（黄柏粉3克、煅石膏粉9克、枯矾4.5克、青黛3克，加菜油适量调和），每日3～4次外用。

功效 本方既能宣散风热，还善清解血毒，常用于治疗各种热性病，如身热、发疹、发斑、热毒疮痈、咽喉肿痛等症。

白菜萝卜汤 ——————— 【来源】民间验方

偏方4

材料 新鲜白菜100克，胡萝卜100克，蜂蜜20毫升。

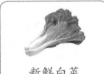
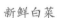
新鲜白菜

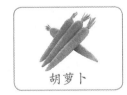
胡萝卜

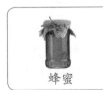
蜂蜜

用法 将白菜洗净，切碎；胡萝卜洗净去皮，切成小块，再切碎；将白菜碎与胡萝卜碎混合，取一干净的锅，按2碗菜1碗水的比例，先煮开水后加入菜，煮5分钟即可食用，饮汤时加入蜂蜜或白糖调味，每日2次。

功效 此品具有清热除烦、解渴利尿、通利肠胃、清肺热、抗炎抗过敏的功效，适宜湿疹患儿食用，可消解燥热之气。

病例 23　小儿感染蛲虫

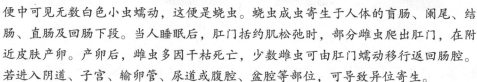

　　蛲虫又叫线虫，外形恰似一条白线，长度大约2厘米，寄居在儿童的大肠内，有时随儿童的粪便排出，在粪便中可见无数白色小虫蠕动，这便是蛲虫。蛲虫成虫寄生于人体的盲肠、阑尾、结肠、直肠及回肠下段。当人睡眠后，肛门括约肌松弛时，部分雌虫爬出肛门，在附近皮肤产卵。产卵后，雌虫多因干枯死亡，少数雌虫可由肛门蠕动移行返回肠腔。若进入阴道、子宫、输卵管、尿道或腹腔、盆腔等部位，可导致异位寄生。

槟榔茴香方 ————————— 【来源】民间验方　　偏方1

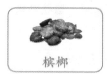
槟榔　　　　　茴香

材料　槟榔50克，茴香10个。

用法　将槟榔切碎后放入锅中，再放入茴香，然后加入适量清水，煎煮后服用，每日分2次服用，连续5～7天。

功效　槟榔对蛲虫有较强的驱虫作用，这种作用可能与槟榔碱类似烟碱样性质有关，可以使虫体的神经系统麻痹；茴香具有杀虫辟秽的功效。二者合用，可加强杀虫功效，适用于小儿蛲虫病患者。

大蒜油 ————————— 【来源】民间验方　　偏方2

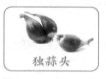
独蒜头　　　　　香油

材料　独蒜头3～5个，香油少许。

用法　将独蒜头捣烂如泥，加入香油少许，拌成泥浆状，取适量纱布包裹成小包，在睡时放在肛门处。蛲虫闻香后钻入蒜泥中，即可杀灭。每晚用1次。成人连用4～6晚，小儿连用3晚，即可治愈。

功效　大蒜可杀菌消炎、驱虫；香油可起润滑作用。本方对小儿蛲虫病有效。

杏仁油 ———————— 【来源】民间验方

偏方3

苦杏仁

食用油

材料 苦杏仁10枚，食用油适量。

用法 将杏仁炒熟，捣碎，用砂布包裹，使其向外浸油。每晚擦肛门1次，连用5天，即可治愈。

功效 苦杏仁油有驱虫、杀菌作用，体外试验对蛔虫、蚯蚓有杀死作用，并对伤寒、副伤寒杆菌有抗菌作用。杏仁还具有抗蛲虫和滴虫感染，治疗再生障碍性贫血作用。此方法适用于小儿绕虫病患者。

槟榔粳米粥 ———————— 【来源】民间验方

偏方4

槟榔

粳米

材料 槟榔30克，粳米50克。

用法 粳米洗净，浸泡半小时；将槟榔切成片，先把槟榔片放入锅中，加入适量清水煎汁去渣，然后加入粳米一同煮，先用武火煮沸后转文火煮至熟即可。

功效 槟榔煎液有驱虫作用，对绦虫、蛔虫、蛲虫、姜片虫、血吸虫等皆有作用。尤其对绦虫有较强的驱虫作用，这种作用可能与槟榔碱类似烟碱样性质有关，可以使虫体的神经系统麻痹。

使君子方 ———————— 【来源】民间验方

偏方5

使君子

猪瘦肉

面粉

材料 使君子30克，猪瘦肉20克，面粉30克。

用法 把使君子肉捣碎，猪瘦肉洗净剁碎，二者同与面粉混合均匀，制作成饼10个，放入锅中蒸熟即可。每次服1个，每日2次。

功效 使君子具有驱蛔虫、驱蛲虫、抗皮肤真菌的作用，加以猪瘦肉、面粉做成饼食用，更易于入口，本方适用于小儿身体虚热而有蛔虫者。

病例 ㉔ **小儿长痱子**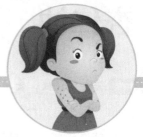

　　痱子是夏季或炎热环境下，儿童常见的一种表浅性、炎症性皮肤病。幼儿皮肤娇嫩，在高温闷热环境下，大量的汗液不易蒸发，使角质层浸渍肿胀，汗腺导管变窄或阻塞，导致汗液潴留、汗液外渗周围组织，形成丘疹、水疱或脓疱，尤其好发于皱襞部位。在痱子发生以后，要儿童避免搔抓，防止继发感染。

银花苦瓜汤 ······························【来源】民间验方　偏方1

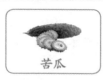

苦瓜　　　　金银花

材料 苦瓜200克，金银花15克。

用法 将苦瓜洗净切开，去籽，再切成片；金银花稍微用清水冲洗一遍，将苦瓜与金银花一同放入锅中，加适量清水煎煮20分钟，即可饮用。

功效 金银花、苦瓜都有清热解毒之效，适用于各种热性病，如身热、发疹、发斑、热毒疮痈、咽喉肿痛等症。

荷叶饮 ······························【来源】民间验方　偏方2

荷叶　　　　桑白皮

材料 荷叶、桑白皮各20克。

用法 荷叶、桑白皮分别用清水冲洗一遍，一起放入锅中，然后加入适量清水煎煮，先武火煮沸后转文火续煮20分钟即可，代茶饮用。

功效 荷叶清香开散，具有消暑利湿、健脾升阳、散瘀、止血、止痒消炎的功效；桑白皮抗菌消炎、镇静镇痛。本方适用于小儿长痱子发痒、疼痛难忍等症。

冬瓜荷叶粥 ·············· 【来源】民间验方

偏方3

材料 冬瓜100克，荷叶20克，粳米50克。

调料 盐少许。

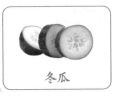
冬瓜

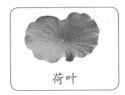
荷叶

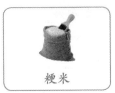
粳米

用法 将粳米洗净，浸泡半小时；将冬瓜洗净去皮，切块；荷叶放入锅中，加适量清水煮15分钟，取汁去渣，将冬瓜块及浸泡好的粳米加入荷叶汁中，武火煮开后转文火煮成粥，最后加入盐调味即可食用。

功效 冬瓜具有解毒、利水消痰、除烦止渴、祛湿解暑的功效；荷叶可清心解暑、散瘀止血、消风祛湿。二者合用，具有清热解毒、健脾的作用，适用于小儿痱子患者。

三豆汤 ·············· 【来源】民间验方

偏方4

材料 绿豆、红豆、黑豆各10克。

调料 白糖适量。

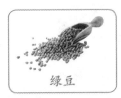
绿豆

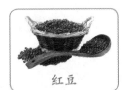
红豆

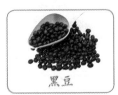
黑豆

用法 将绿豆、红豆、黑豆分别洗净，并浸泡半小时。然后将三豆放入锅中，加水600毫升，文火煎熬成300毫升，连豆带汤喝下即可，宜常服。如汤中加薏米20克，效果更好。

功效 三豆汤有清热解毒、健脾利湿的功效，被誉为夏季小儿保健佳品。用绿豆、红豆、黑豆煎汤，既可缓解暑天小儿消化不良，又可减轻小儿皮肤病及麻疹、痱子等引起的痛苦。

金银花蒲公英赤豆饮 ———————【来源】民间验方

偏方5

材料 金银花30克，赤小豆30克，蒲公英50克，白糖适量。

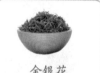
金银花

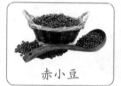
赤小豆

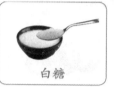
蒲公英

白糖

用法 将金银花、蒲公英放入锅中，加入适量清水煎取汁，再加入赤小豆，煮成赤豆汤，然后加入白糖调味饮服。每日服3~4次，连服5~7日。

功效 金银花既能宣散风热，还善清解血毒，用于治疗各种热性病，如身热、发疹、发斑、热毒疮痈、咽喉肿痛等症，均效果显著。蒲公英可清热解毒、利尿散结，有改善湿疹、舒缓皮肤炎的功效。赤小豆可清热解毒、利水消肿、健脾利湿、消积化瘀。三者合用，对小儿痱子有疗效。

金银花绿豆粥 ———————【来源】民间验方

偏方6

材料 金银花30克，绿豆50克，粳米50克。

调料 白糖适量。

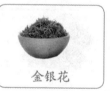
金银花

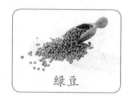
绿豆

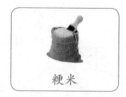
粳米

用法 粳米、绿豆分别洗净，浸泡半小时。将金银花放入锅中，加入适量清水煎煮，去渣取汁，与浸泡好的绿豆、粳米一同放入锅中，再加入适量清水煮成粥，最后加入白糖调味服食即可。早晚各1次。

功效 金银花既能宣散风热，还善清解血毒；绿豆能清热解毒。二者合用，对于各种热性病，如身热、发疹、发斑、热毒疮痈、咽喉肿痛等症，均有疗效。可治疗小儿皮肤病及麻疹。

病例25 小儿腹胀

　　正常的新生儿，尤其是早产儿，在喂奶后常可见到轻度或较明显的腹部隆起，有时还有溢乳，但宝宝安静，腹部柔软，摸不到肿块，排便正常，生长发育良好，这是通常所说的"生理性腹胀"。这是由于新生儿腹壁肌肉薄，张力低下，且消化道产气较多所致。但如果腹胀明显，伴有频繁呕吐、宝宝精神差、不吃奶、腹壁较硬、发亮、发红等不正常现象时，那就要引起家长的注意了，应尽快到医院诊治。

砂仁蒸猪肘 ——— 【来源】民间验方 偏方1

材料 砂仁50克，猪肘子500克。

调料 葱末100克，生姜末30克，花椒5克，黄酒100克，盐4克，香油少许。

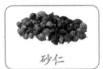
砂仁

猪肘子

用法 将猪肘子洗净，用竹签扎满小孔；花椒、盐入锅内炒烫，倒出，稍热时于肘子上揉搓，然后将猪肘腌24小时，再洗一遍；砂仁研成细末撒在肘子上。用干净白布包成筒形，用线捆紧，放碗中，加葱、姜、黄酒，入笼中蒸熟，取出，抹上香油，用以佐餐。

功效 此方具有健脾行气的功效，适用于脾胃虚弱，气行不畅，腹部胀满，食欲下降，时有腹泻便溏。

佛手白菜 ——— 【来源】民间验方 偏方2

材料 娃娃菜350克，佛手10克，红甜椒10克。

调料 盐3克，生抽8克，味精2克，香油10克。

娃娃菜

佛手

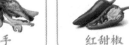
红甜椒

用法 娃娃菜洗净切细条，入水焯熟，捞出沥干水分，装盘；红甜椒洗净，切末。佛手洗净，放进锅里加水煎汁，取汁备用。用盐、生抽、味精、香油、佛手汁调成味汁，淋在娃娃菜上即可。

功效 本品有助于防癌抗癌、开胃消食，可缓解小儿食欲不振、胃脘胀痛等症状。

陈草蜜膏

·· 【来源】民间验方　偏方3

材料 陈皮100克，甘草100克，蜂蜜适量。

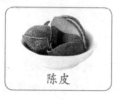
陈皮

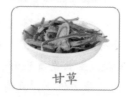
甘草

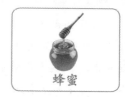
蜂蜜

用法 将陈皮、甘草洗净，水浸泡透，二者放入锅中，加适量清水，文火煎煮约20分钟，滤取汁液，如此反复煎煮取汁3次，合并3次所得药液，再用文火煎熬成膏，加入蜂蜜适量，煮至沸，待冷装瓶，每次服用一汤匙，开水冲服。

功效 此品具有理气健脾、调中、燥湿、化痰的功效，主治脾胃气滞之脘腹胀满或疼痛、消化不良；湿浊阻中之胸闷腹胀、纳呆便溏；痰湿壅肺之咳嗽、气喘。

猪肚白术散

·· 【来源】民间验方　偏方4

材料 猪肚1个，白术250克，蜂蜜适量。

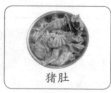
猪肚

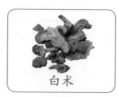
白术

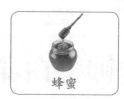
蜂蜜

用法 净猪肚洗刮干净，白术用水浸透，填入猪肚内，两端用线扎紧，放入砂锅中煮至透烂，取出肚中白术，晒干，研为细末，每次取5克，用米汤或蜂蜜送服，每天3次，连用5天为一疗程。

功效 此方具有健脾益气、燥湿利水、止汗、安胎的功效，主治脾虚食少、腹胀泄泻、痰饮眩悸、水肿、自汗、胎动不安等症，可用于小儿腹胀。

麦芽山楂饮 ·················· 【来源】民间验方

偏方5

材料 炒麦芽10克，炒山楂片3克，红糖适量。

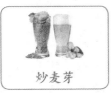
炒麦芽

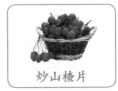
炒山楂片

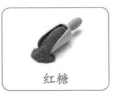
红糖

用法 取炒麦芽、炒山楂一起放入锅中，加入1碗水共煎15分钟，去渣取汁，最后加入红糖调味即可。饭前、饭后饮用均可。

功效 炒麦芽可行气消食，健脾开胃，退乳消胀，主治食积不消，脘腹胀痛，脾虚食少，乳汁瘀积，乳房胀痛，妇女断乳。山楂解肉食油腻，有健胃、消积化滞、舒气散瘀之效。二者合用，既消食又开胃，且味酸甜美，小儿乐于饮用。

麦芽乌梅饮 ·················· 【来源】民间验方

偏方6

材料 酒曲10克，炒麦芽15克，乌梅2颗。

调料 寡糖30克。

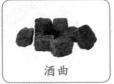
酒曲

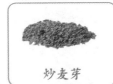
炒麦芽

乌梅

用法 将酒曲、乌梅、炒麦芽洗净，备用。锅内加1000毫升水，用大火煮沸，小火续煮20分钟。滤渣加入寡糖调味。

功效 本品具有健脾消食的功效，可改善胃肠胀气，适合小儿腹胀者食用。

病例26 小儿夜啼

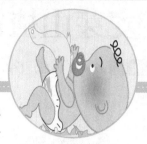

　　夜啼是婴儿时期常见的一种睡眠障碍。婴儿白天能安静入睡，入夜则啼哭不安，时哭时止，或每夜定时啼哭，甚则通宵达旦，称为夜啼。中医认为本病主要因脾寒、心热、惊恐所致，寒则痛而啼，热则烦而啼，惊则神不安而啼，是以寒、热、惊为本病之主要病因病机。多见于新生儿及6个月内的小婴儿。若小儿有此症状，父母应该多加留意，可利用食疗小偏方为其调理。

天麻炖鹧鸪

【来源】民间验方　偏方1

材料 天麻片10克，净鹧鸪2只。

调料 生姜片3克，盐适量。

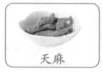
天麻

鹧鸪

用法 将天麻洗净；鹧鸪洗净，斩件。将天麻片、姜片和鹧鸪放入炖锅中，加适量清水，以武火煮沸，再改用文火炖至肉熟烂。加入盐调味即可食用。

功效 天麻可平肝息风、祛风止痛，临床多用于治疗头痛眩晕、肢体麻木、小儿惊风、癫痫、抽搐、破伤风等症。鹧鸪可壮阳补肾、强身健体。二者合用，可改善小儿惊风、神昏高热、夜啼等症。

生地麦冬粥

【来源】民间验方　偏方2

材料 生地6克，麦冬6克，大米30克。

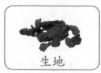
生地

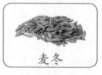
麦冬

大米

用法 将生地、麦冬加水，煎汁，加大米煮成粥，一日内分次食完。或将药汁兑入乳汁中，食药粥，分次食完。

功效 生地、麦冬有清心泻热功效，本方适用于心热型小儿夜啼，症见入夜啼哭不安，啼声洪亮，烦躁不安，小便短赤，大便秘结，面赤唇红，舌尖红苔薄白，脉数有力。

远志菖蒲鸡心汤

【来源】民间验方

偏方3

材料 鸡心300克，胡萝卜50克，远志15克，菖蒲15克。

调料 葱2根，生姜5克，盐、味精各适量。

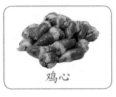
鸡心

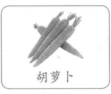
胡萝卜

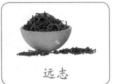
远志

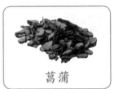
菖蒲

用法 将远志、菖蒲装入棉布袋内，扎紧。鸡心放入开水中汆烫，捞出，沥干水分，备用；葱洗净，去根须，切成段；生姜去皮，洗净切片；胡萝卜削皮洗净，切成片，与棉布袋、姜片、葱段先下锅中，加入1000毫升水煮汤，以中火滚沸至剩600毫升水，然后下入鸡心煮沸，加味精、盐调味即可饮用。

功效 本方具有安神、开窍、化痰、健胃的功效，适用于小儿夜啼、癫痫、痰热惊厥、胸腹胀闷、慢性支气管炎等症。

灯芯草炖雪梨

【来源】民间验方

偏方4

材料 灯芯草3克，雪梨1个，冰糖10克。

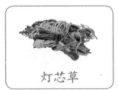
灯芯草

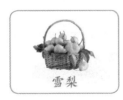
雪梨

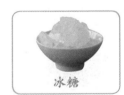
冰糖

用法 将雪梨洗净，去皮、核，切成小块，取一个干净的锅，锅内加入适量清水，然后放入灯芯草，用文火煎沸20分钟，再加入雪梨块、冰糖，煮沸，待雪梨软熟，冰糖溶化即可食用。早晚服食。

功效 灯芯草具有清心降火、利尿通淋的功效。主治淋病、水肿、小便不利、湿热黄疸、心烦不寐、小儿夜啼、喉痹、创伤。雪梨具有生津润燥、清热化痰、养血生肌之功效。二者与冰糖炖食，适用于小儿夜啼。

山药对虾粥 ———————————— 【来源】民间验方

偏方5

材料 山药30克，对虾1～2个，粳米50克。

调料 盐适量。

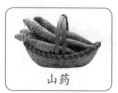
山药

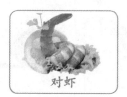
对虾

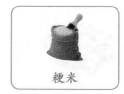
粳米

用法 将粳米洗净，浸泡半小时；山药去皮，洗净，切成小块。对虾择好洗净，切成两半备用。锅内加入适量清水，下入粳米，烧开后加入山药块，用文火煮成粥，待粥将熟时，放入对虾段，煮熟，加入盐调味即可。

功效 山药具有健脾胃、益肺肾、补虚羸的功效；对虾可益气滋阳、通络止痛、开胃化痰。二者一起煮粥食用，可起健脾养胃、养血固精、安神之效，适宜夜啼患儿食用。

姜葱花椒泥 ———————————— 【来源】民间验方

偏方6

材料 花椒15克，干姜30克，大葱20克。

调料 白酒适量。

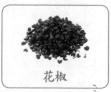
花椒

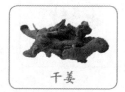
干姜

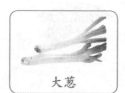
大葱

用法 大葱洗净，去根须，切段；将花椒、干姜、大葱同捣如泥，切成姜葱花椒泥；取一干净的锅，把锅烧热，倒入姜葱花椒泥炒，边炒边浇酒。炒熟后用毛巾将药包裹待温度适宜时，熨敷患儿腹部，每晚1次。

功效 花椒可温中散寒、除湿、止痛、杀虫、解鱼腥毒；干姜可温中散寒、回阳通脉、燥湿消痰、温肺化饮；大葱具有利肺通阳、发汗解表、通乳止血、定痛疗伤的功效。三者与白酒合用敷腹部，对小儿夜啼有效。

病例27 小儿肥胖

儿童肥胖症是以体重超过同性别、同年龄健康儿或同身高健康儿平均体重的2个标准差，或超过同年龄、同性别平均体重的20%为标准。在婴儿期肥胖儿容易患呼吸道感染，而且儿童时期的肥胖症可为成人肥胖症、高血压、冠心病及糖尿病等病的先驱病，应引起重视并及早加以预防。肥胖儿童应注意饮食，加强体育锻炼，并养成习惯，应先从小运动量活动开始，尔后逐步增加运动量与活动时间。

冬瓜汤

偏方1

【来源】民间验方

材料 冬瓜500克，陈皮3克。

调料 葱、生姜、盐、味精各适量。

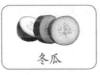

冬瓜

陈皮

用法 将冬瓜洗净去皮，切成块；生姜洗净去皮，切片；葱洗净，切成段。将冬瓜块放入锅内，加入陈皮、葱段、姜片，并加适量清水，煮沸后转用文火煮至冬瓜熟烂，最后加入食盐、味精调味即成。

功效 冬瓜具有清热解毒、利尿消肿的功效；陈皮可理气健脾，燥湿化痰。二者合用，具有清热渗湿，清痰排脓，利水消肿之效，此方有较好的减肥清身效用。

菱角焖鸡

偏方2

【来源】民间验方

材料 菱角250克，净鸡肉500克。

调料 盐、料酒、酱油、植物油各少许。

菱角

鸡肉

用法 将菱角去壳，大者切成两半；鸡肉洗净，斩成小块，放沸水锅中焯一下取出，洗净。锅置火上，放入油烧热，下鸡块煸炒，加入料酒、酱油、盐及适量清水烧沸，然后改用文火焖至5成熟时，再加入菱角，焖至熟烂即成。

功效 此品具有健脾和中，降脂化湿的功效。本膳用的菱角，含淀粉、磷、钙等成分，有化湿健中之用；鸡肉中蛋白质较丰富，能温中益气。

素炒大白菜

·········· 【来源】民间验方

材料 大白菜250克，胡萝卜丝、青椒丝各10克。

调料 植物油、盐、味精、鸡精、姜丝各适量。

大白菜

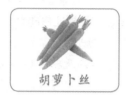
胡萝卜丝

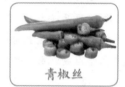
青椒丝

用法 将大白菜洗净，切成5厘米方块，待油锅烧热后，放入姜丝略煸炒，随即把大白菜倒入，武火炒至半熟，放入胡萝卜丝、青椒丝和盐，再略炒一会儿至熟，加少许味精、鸡精调味，即可装盘上桌。

功效 大白菜含食物纤维及大量水分，能促进胃肠蠕动；胡萝卜含胡萝卜素、维生素C、维生素A等营养成分，能下气和中。二者合用具有清热利膈，减肥化浊的功效，适用于儿童肥胖者。

薄荷竹叶茶

·········· 【来源】民间验方

材料 鲜薄荷叶10余片，竹叶、绿茶各5克，太子参10克。

调料 白糖适量。

鲜薄荷叶

竹叶

绿茶

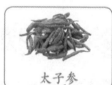
太子参

用法 鲜薄荷叶、竹叶分别洗净；太子参洗净，切片。将鲜薄荷叶、竹叶、绿茶、太子参用沸水冲泡10分钟，滤去其渣。加适量白糖，调匀即可。

功效 本品具有清热解暑、除烦利尿、益气补虚的功效，适合气虚型小儿肥胖患者食用。

山楂肉丁汤

【来源】民间偏方 偏方5

材料 山楂15克，陈皮10克，猪瘦肉100克。

调料 盐适量。

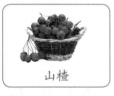
山楂

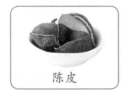
陈皮

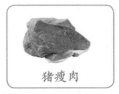
猪瘦肉

用法 先将猪肉洗净，切丁，用盐腌渍待用；陈皮洗净备用。将山楂、陈皮入锅，加水煮30分钟。下入猪肉丁，煮至熟，调入盐即可。

功效 山楂消食化积，陈皮健脾理气。本品具有行气除胀、健脾和中、消食化积、减肥的功效，可有效减轻胃肠负担，消除腹胀。

荷叶冬瓜粥

【来源】民间验方 偏方6

材料 鲜荷叶1张（或干荷叶），冬瓜40克，粳米50克。

调料 白糖适量。

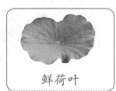
鲜荷叶

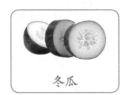
冬瓜

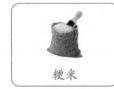
粳米

用法 粳米淘洗干净；荷叶洗净；冬瓜去皮洗净，切块。锅置火上，加入适量水，放入粳米煮粥，放入荷叶和冬瓜，煮熟即成。也可另将荷叶洗净切碎，先煎取汁，另用一锅煮粥，将汁调入粥内。食用时，可加白糖于粥内，随时可食用。

功效 此品清香爽口，具有利湿减肥的功效。荷叶有分清别浊、解暑清热之功，近来被作为降脂减肥的主要药物。

南瓜绿豆粥 ·········· 【来源】民间验方

偏方7

材料 南瓜500克，绿豆100克。

调料 盐、味精各适量。

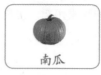
南瓜

绿豆

用法 将南瓜洗净去皮，切成小块；绿豆淘洗后加水炖1小时后放入南瓜块，放入精盐共煮30分钟后，加味精即可。

功效 南瓜具有补中益气、化痰排脓、降脂的功效；绿豆可清热消暑、利水解毒。二者合用煮成粥食用，具有补中益气，降血脂，降血糖，清热解毒，保护胃黏膜、帮助消化的功效，适用于肥胖患儿。

陈皮白糖粥 ·········· 【来源】民间偏方

偏方8

材料 陈皮8克，粳米100克。

调料 白糖适量。

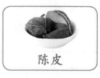
陈皮

粳米

用法 将陈皮洗净，剪成小片；粳米泡发洗净。锅置火上，注水后，放入粳米，用武火煮至米粒开花。放入陈皮，用文火熬至粥成出香味时，放入白糖调味即可。

功效 陈皮具有行气健脾、消食除胀、减肥降脂的作用，对腹胀、食积不化、高血脂及肥胖者有较好的疗效。

豆腐冬瓜汤 ·········· 【来源】民间验方

偏方9

材料 豆腐250克，冬瓜200克。

材料 盐适量。

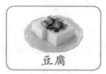
豆腐

冬瓜

用法 豆腐洗净，切小块；冬瓜去皮，洗净，切薄片。锅中加水，放入豆腐、冬瓜，煮汤。煮熟后加盐调味即可。

功效 本品具有清热解暑、生津止渴、利尿消肿的功效，可缓解小儿肥胖症状。